NURSING MANAGEMENT IN GENERAL HOSPITAL DURING THE PREVENTION AND CONTROL OF COVID-19

新冠肺炎防控期间综合医院的护理管理

顾　问　乔　杰　金昌晓

主　编　李葆华　付　卫

副主编　王攀峰　童素梅　胡晋平　周玉洁

编　者（按姓名汉语拼音排序）

崔现杰（北京大学第三医院）	朴玉粉（北京大学第三医院）
邓述华（北京大学第三医院）	尚燕春（北京大学第三医院）
付　卫（北京大学第三医院）	苏春燕（北京大学第三医院）
葛宝兰（北京大学第三医院）	童素梅（北京大学第三医院）
耿荣梅（北京大学第三医院）	王攀峰（北京大学第三医院）
胡晋平（北京大学第三医院）	王　涌（北京大学第六医院）
黄潆姗（北京大学第三医院）	张会芝（北京大学第三医院）
李葆华（北京大学第三医院）	张艳平（北京大学第三医院）
李春月（北京大学第六医院）	张　越（北京大学第三医院）
李　蕊（北京大学第三医院）	周玉洁（北京大学第三医院）
卢　挈（北京大学第三医院）	

北京大学医学出版社

XINGUAN FEIYAN FANGKONG QIJIAN ZONGHE YIYUAN DE HULI GUANLI

图书在版编目（CIP）数据

新冠肺炎防控期间综合医院的护理管理 / 李葆华，付卫主编. —北京：北京大学医学出版社，2020. 3

ISBN 978-7-5659-2165-0

Ⅰ．①新… Ⅱ．①李… ②付… Ⅲ．①日冕形病毒 - 病毒病 - 肺炎 - 护理 Ⅳ．① R473.56

中国版本图书馆 CIP 数据核字（2020）第 035073 号

新冠肺炎防控期间综合医院的护理管理

主　　编：李葆华　付　卫
出版发行：北京大学医学出版社
地　　址：（100191）北京市海淀区学院路 38 号　北京大学医学部院内
电　　话：发行部 010-82802230；图书邮购 010-82802495
网　　址：http://www.pumpress.com.cn
E - m a i l：booksale@bjmu.edu.cn
印　　刷：中煤（北京）印务有限公司
经　　销：新华书店
策划编辑：陈　奋　许　立
责任编辑：陈　奋　　责任校对：靳新强　　责任印制：李　啸
开　　本：880 mm×1230 mm　1/32　　印张：7　　字数：185 千字
版　　次：2020 年 3 月第 1 版　2020 年 3 月第 1 次印刷
书　　号：ISBN 978-7-5659-2165-0
定　　价：30.00 元

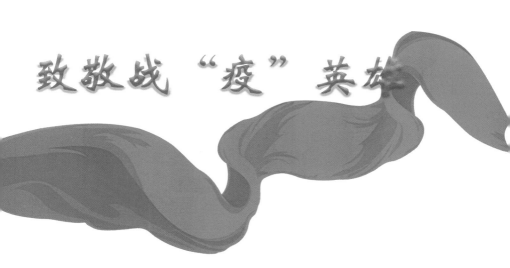

致敬战"疫"英雄

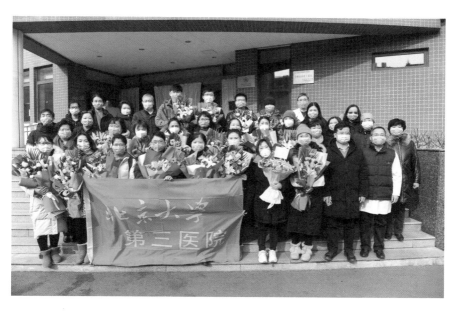

2020 年 1 月 26 日，北京大学第三医院
第一批援鄂抗疫国家医疗队出征

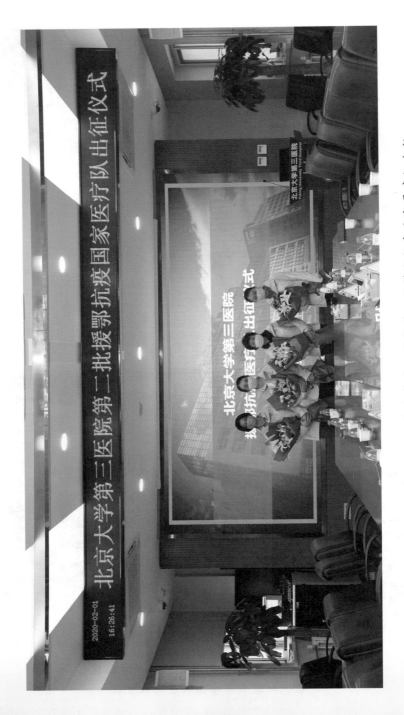

2020 年 2 月 1 日，北京大学第三医院第二批援鄂医疗队出征

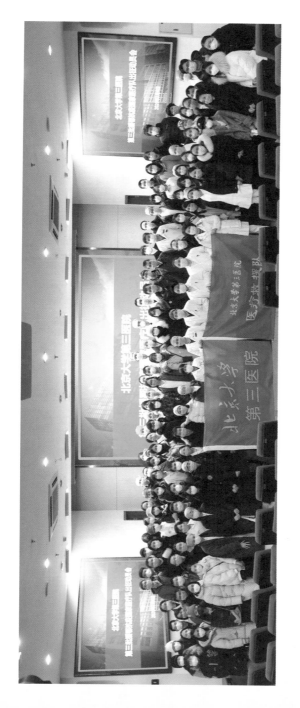

2020 年 2 月 7 日，北京大学第三医院第三批援鄂抗疫国家医疗队出征

最美逆行者

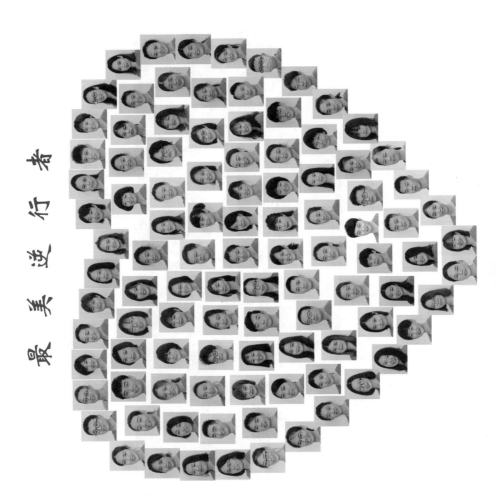

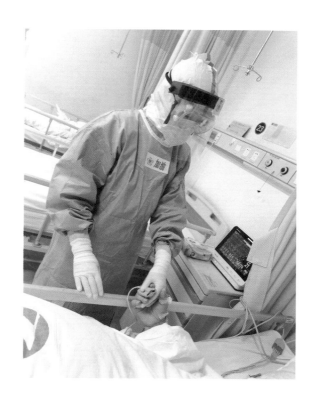

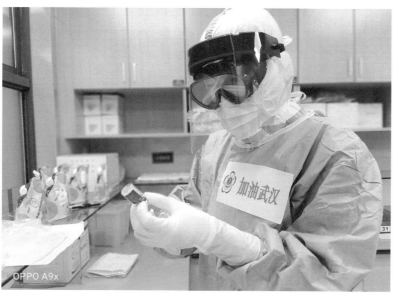

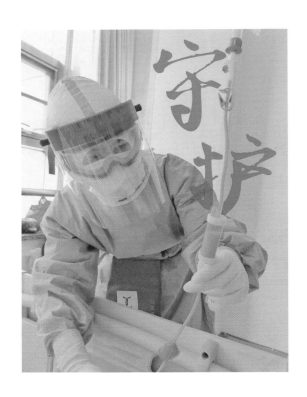

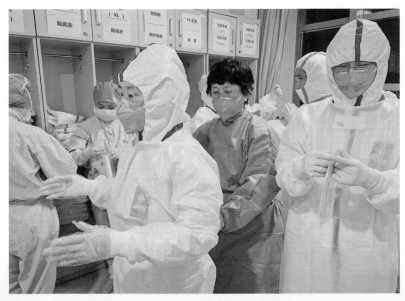

前　言

本书根据新型冠状病毒肺炎（简称"新冠肺炎"）疫情防控期间非传染病综合医院的护理管理需求，采用以临床实际管理问题为导向的编写模式，选取了新冠肺炎防控期间护理管理中遇到的各类实际问题编写而成。

本书内容由两大部分构成，第一部分为新冠肺炎疾病概述和防控期间护理管理相关内容，包括护理人力资源的调配和护理人员培训、医院感染防控等；第二部分为新冠肺炎防控期间各专科护理管理内容，包括发热门诊、急诊、门诊、产科、儿科等专科的护理管理问题，内含大量北京大学第三医院在新冠肺炎防控期间的护理制度、流程和护理表单等。本书具有很强的实用性和可操作性，希望能为各综合医院护理管理者、护理人员、院感防控人员、医院其他相关管理人员提供解决问题的方案。

由于编写时间及编者水平有限，以及对新冠肺炎疾病还处于探索阶段，因此本书内容难免有疏漏之处，恳请同行专家和广大读者给予批评指正。

编者

2020 年 2 月

目　　录

第一章　新冠肺炎疾病和护理管理概述 …………………………… 1

　第一节　新冠肺炎疾病概述和护理管理面临的挑战 …………… 1

　　一、新型冠状病毒的病原学特点 ………………………… 1

　　二、流行病学特点 ……………………………………………… 2

　　三、临床特点 ………………………………………………… 2

　　四、诊断标准 ………………………………………………… 2

　　五、临床分型 ………………………………………………… 3

　　六、治疗原则 ………………………………………………… 4

　　七、护理常规 ………………………………………………… 6

　　八、护理管理面临的挑战 ………………………………… 7

　第二节　新冠肺炎防控期间护理人力资源的调配管理 ……… 11

　　一、概述 ……………………………………………………… 11

　　二、护理部日常人力调配管理 …………………………… 11

　　三、护理部疫情防控期间的人力调配管理 …………… 12

　　四、新冠肺炎防控期间护理人力调配的问题及对策 … 15

　第三节　新冠肺炎防控一线护士的培训 …………………… 20

　　一、概述 ……………………………………………………… 20

　　二、医院防控一线护士培训的整体情况 ……………… 20

　　三、医院防控一线培训中面临的实际问题及对策 …… 26

　第四节　新冠肺炎防控期间护理人员的培训 ……………… 27

　　一、新冠肺炎防控期间的现状 …………………………… 27

　　二、新冠肺炎防控培训工作实施方案 ………………… 31

　　三、新冠肺炎防控培训工作开展的问题及对策 ……… 43

第五节　新冠肺炎疫情防控期间护理人员的心理问题及对策

　　　　　··· 46

　　一、概述 ··· 46

　　二、心理问题产生的原因 ·· 47

　　三、常见的心理问题 ·· 47

　　四、对策 ··· 49

第六节　新冠肺炎防控期间院感的防控管理 ·································· 53

　　一、概述 ··· 53

　　二、新冠肺炎医院感染防控 ·· 54

　　三、新冠肺炎期间院感防控管理的问题及对策 ························ 64

第二章　新冠肺炎疫情防控期间各专科护理管理·············· 68

第一节　新冠肺炎疫情防控期间发热门诊及隔离病区的护理

　　　　　管理 ··· 68

　　一、科室特点 ·· 68

　　二、疫情防控期间发热门诊的管理 ·· 69

　　三、问题及对策 ·· 79

第二节　新冠肺炎疫情防控期间急诊科的护理管理 ·············· 82

　　一、科室特点 ·· 82

　　二、疫情防控期间急诊科的管理 ·· 83

　　三、问题及对策 ·· 94

第三节　新冠肺炎疫情防控期间普通门诊的护理管理 ·········· 98

　　一、科室特点 ·· 98

　　二、疫情防控期间普通门诊的管理 ·· 99

　　三、问题及对策 ··· 107

第四节　新冠肺炎疫情防控期间综合医院产科的护理管理 ······· 109

　　一、科室特点 ··· 110

二、疫情防控期间产科的管理 ⋯⋯⋯⋯⋯⋯⋯⋯⋯⋯⋯⋯ 110

三、问题及对策 ⋯⋯⋯⋯⋯⋯⋯⋯⋯⋯⋯⋯⋯⋯⋯⋯⋯⋯ 120

第五节　新冠肺炎疫情防控期间儿科的护理管理 ⋯⋯⋯⋯⋯ 124

一、科室特点 ⋯⋯⋯⋯⋯⋯⋯⋯⋯⋯⋯⋯⋯⋯⋯⋯⋯⋯⋯ 124

二、疫情防控期间儿科的管理 ⋯⋯⋯⋯⋯⋯⋯⋯⋯⋯⋯⋯ 125

三、问题及对策 ⋯⋯⋯⋯⋯⋯⋯⋯⋯⋯⋯⋯⋯⋯⋯⋯⋯⋯ 136

第六节　新冠肺炎防控期间负压病房的护理管理 ⋯⋯⋯⋯⋯ 140

一、科室特点 ⋯⋯⋯⋯⋯⋯⋯⋯⋯⋯⋯⋯⋯⋯⋯⋯⋯⋯⋯ 140

二、疫情防控期间负压病房的管理 ⋯⋯⋯⋯⋯⋯⋯⋯⋯⋯ 141

三、问题及对策 ⋯⋯⋯⋯⋯⋯⋯⋯⋯⋯⋯⋯⋯⋯⋯⋯⋯⋯ 149

第七节　新冠肺炎疫情防控期间手术室的护理管理 ⋯⋯⋯⋯ 151

一、科室特点 ⋯⋯⋯⋯⋯⋯⋯⋯⋯⋯⋯⋯⋯⋯⋯⋯⋯⋯⋯ 151

二、疫情防控期间手术室的管理 ⋯⋯⋯⋯⋯⋯⋯⋯⋯⋯⋯ 152

三、问题及对策 ⋯⋯⋯⋯⋯⋯⋯⋯⋯⋯⋯⋯⋯⋯⋯⋯⋯⋯ 163

第八节　新冠肺炎疫情防控期间血液透析室的护理管理 ⋯⋯ 166

一、科室特点 ⋯⋯⋯⋯⋯⋯⋯⋯⋯⋯⋯⋯⋯⋯⋯⋯⋯⋯⋯ 166

二、疫情防控期间血液透析室的管理 ⋯⋯⋯⋯⋯⋯⋯⋯⋯ 168

三、问题及对策 ⋯⋯⋯⋯⋯⋯⋯⋯⋯⋯⋯⋯⋯⋯⋯⋯⋯⋯ 177

第九节　新冠肺炎疫情防控期间普通病房的护理管理 ⋯⋯⋯ 184

一、科室特点 ⋯⋯⋯⋯⋯⋯⋯⋯⋯⋯⋯⋯⋯⋯⋯⋯⋯⋯⋯ 184

二、疫情防控期间普通病房的管理 ⋯⋯⋯⋯⋯⋯⋯⋯⋯⋯ 184

三、问题及对策 ⋯⋯⋯⋯⋯⋯⋯⋯⋯⋯⋯⋯⋯⋯⋯⋯⋯⋯ 189

参考文献 ⋯⋯⋯⋯⋯⋯⋯⋯⋯⋯⋯⋯⋯⋯⋯⋯⋯⋯⋯⋯ **208**

第一章　新冠肺炎疾病和护理管理概述

第一节　新冠肺炎疾病概述和护理管理面临的挑战

2019年12月以来，湖北省武汉市陆续发现了多例新型冠状病毒肺炎（COVID-19肺炎，以下简称"新冠肺炎"）患者，随着疫情的蔓延，我国其他地区也发现了此类病例。

该病作为急性呼吸道传染病已经纳入《中华人民共和国传染病防治法》规定的乙类传染病，按甲类传染病管理。随着对疾病认识的深入和诊疗经验的积累，2020年3月3日，国家卫生健康委员会发布了《新型冠状病毒肺炎诊疗方案（试行第七版)》，对各级各类医院的治疗防控等方面都提出了明确的要求，在此期间，综合医院的护理管理中有诸多问题需要解决。

一、新型冠状病毒的病原学特点

新型冠状病毒属于 β 属的冠状病毒，有包膜，颗粒呈圆形或椭圆形，常为多形性。目前研究显示，与蝙蝠 SARS 样冠状病毒同源性达85%以上。病毒对紫外线和热敏感，56℃ 30分钟、乙醚、

75% 乙醇、含氯消毒剂、过氧乙酸和三氯甲烷（氯仿）等脂溶性剂均可有效灭活病毒，氯己定不能有效灭活病毒。

二、流行病学特点

新型冠状病毒感染的患者为传染源，无症状的感染者也可能成为感染源。经呼吸道飞沫和密切接触传播是主要的传播途径，在相对闭封的环境中长时间暴露于高浓度气溶胶情况下存在经气溶胶传播的可能。由于在粪便及尿中分离到新型冠状病毒，应注意粪便及尿对环境污染造成气溶胶或接触传播。人群普遍易感。

三、临床特点

流行病学调查显示，该疾病的潜伏期为 1 ~ 14 天，多为 3 ~ 7 天。以发热、干咳、乏力为主要表现。少数患者伴有鼻塞、流涕、咽痛、肌痛和腹泻等症状。重症患者多在发病 1 周后出现呼吸困难或低氧血症，严重者可快速进展为急性呼吸窘迫综合征、脓毒症休克、难以纠正的代谢性酸中毒和出凝血障碍及多器官功能衰竭等。

部分儿童及新生儿病例症状可不典型，表现为呕吐、腹泻等消化道症状或仅表现为精神弱、呼吸急促。

四、诊断标准

（一）疑似病例

1. 流行病学史

（1）发病前 14 天内有武汉市及周边地区，或其他有病例报告社区的旅行史或居住史；

（2）发病前 14 天内与新型冠状病毒感染者（核酸检测阳性者）

有接触史；

（3）发病前 14 天内曾接触过来自武汉市及周边地区，或来自有病例报告社区的发热或有呼吸道症状的患者；

（4）有聚集性发病。

2．临床表现

（1）发热和（或）呼吸道症状；

（2）具有新冠肺炎的影像学特征（早期呈现多发小斑片影及间质改变，以肺外带明显。进而发展为双肺多发磨玻璃影、浸润影，严重者可出现肺实变，胸腔积液少见）；

（3）发病早期白细胞总数正常或降低，淋巴细胞计数正常或减少。

诊断疑似病例：有流行病学史中的任何一条，符合临床表现中任意 2 条。无明确流行病学史的，符合临床表现中的 3 条。

（二）确诊病例

疑似病例，同时具备以下病原学或血清学证据之一者：

1．实时荧光 RT-PCR 检测新型冠状病毒核酸阳性。

2．病毒基因测序，与已知的新型冠状病毒高度同源。

3．血清新型冠状病毒特异性 IgM 抗体和 IgG 抗体阳性；血清新型冠状病毒特异性 IgG 抗体由阴性转为阳性或恢复期较急性期 4 倍及以上升高。

五、临床分型

（一）轻型

临床症状轻微，影像学未见肺炎表现。

（二）普通型

具有发热、呼吸道等症状，影像学可见肺炎表现。

（三）重型

符合下列任何一条：

1. 出现气促，呼吸频率（RR）≥ 30 次 / 分。

2. 静息状态下，指氧饱和度 ≤ 93%。

3. 动脉血氧分压（PaO_2）/ 吸氧浓度（PaO_2）≤ 300 mmHg（1 mmHg = 0.133 kPa）。

4. 高海拔（海拔超过 1000 米）地区应根据以下公式对 PaO_2/FiO_2 进行校正：PaO_2/FiO_2* [大气压（mmHg/760）]。

肺部影像学显示 24 ~ 48 小时内病灶明显进展 > 50% 者按重型管理。

（四）危重型

符合以下情况之一者：

1. 出现呼吸衰竭，且需要机械通气。

2. 出现休克。

3. 合并其他器官功能衰竭需在重症监护室（ICU）监护治疗。

六、治疗原则

（一）根据病情确定治疗场所

1. 疑似及确诊病例应在具备有效隔离条件和防护条件的定点医院隔离治疗，疑似病例应单人单间隔离治疗，确诊病例可多人收治在同一病室。

2. 危重型病例应当尽早收入 ICU 治疗。

（二）一般治疗原则

1．卧床休息、加强支持治疗保证充分热量。

2．密切观察病情变化，包括生命体征、指氧饱和度、血常规、尿常规、C反应蛋白、生化指标、凝血功能、血气分析、胸部影像学等。

3．给予有效的氧疗。

4．抗病毒治疗。

5．必要时给予抗菌药物治疗。

（三）重型、危重型病例的治疗原则

1．应在对症治疗的基础上，积极防治并发症，治疗基础疾病，预防继发感染，进行器官功能支持。

2．呼吸支持　给予氧疗、高流量鼻导管氧疗或无创机械通气或者有创机械通气。

3．循环支持。

4．肾衰竭和肾替代治疗。

5．应用康复者血浆治疗。

6．血液净化治疗。

7．免疫治疗。

8．其他治疗措施　包括酌情短期内（3～5日）使用糖皮质激素治疗。儿童重型、危重型病例可酌情考虑给予静脉滴注丙种球蛋白。重型或危重型孕妇病例应积极终止妊娠，剖宫产是首选。

（四）中医治疗

此处不作详述。

七、护理常规

(一) 生命体征监测

1．观察患者意识及监测患者的生命体征变化。重点监测呼吸的节律、频率、深度及血氧饱和度等。

2．严密观察患者的体温变化，发热患者遵医嘱给予物理降温，必要时给予药物治疗。

(二) 专科观察与护理

1．观察全身症状，如全身肌肉疼痛、乏力、食欲下降等。

2．观察患者咳嗽、咳痰、胸闷、呼吸困难及发绀情况。遵医嘱实施氧疗，并观察治疗效果。氧疗装置专人专用，防止交叉感染。

3．使用无创呼吸机辅助通气患者，应按医嘱调节吸气压力、呼气压力和吸氧浓度等参数。

4．行气管插管或气管切开需建立人工气道的患者，护理人员需在实施三级防护措施下，采用密闭式吸痰，做好人工气道管理。

5．重症患者记录 24 小时出入量，观察呕吐物及大便次数、性质和量等。

6．预防并及时发现患者并发症，遵医嘱正确实施护理措施。

(三) 心理评估与支持

1．隔离易产生恐惧、焦虑、愤怒、孤独、睡眠障碍等问题。提供恰当情感支持，鼓励患者树立战胜疾病的信心。

2．评估患者认知改变、情绪反应和行为变化，给予患者心理调适等干预措施。

3．提供连续的信息支持，消除不确定感和焦虑。

（四）标本采集与管理

1．根据医嘱，在实施三级防护措施下，正确采集患者呼吸道分泌物及血标本。

2．制订严格的转运流程，设置专人、专用工具、专用通道来转运患者标本，并有记录。

3．医疗废物严格按规定处理，使用双层包装，包装外应有明确标识并及时密封规范处置，患者生活垃圾按医疗废物处理。

（五）营养支持与管理

1．加强营养支持，给予高热量、高蛋白、高维生素、易消化的饮食。

2．轻症患者鼓励每日保证充足饮水量。

3．重症患者根据医嘱给予肠内或肠外营养支持。

（六）防护安全

1．患者防护　患者正确佩戴一次性医用外科口罩。单间隔离，不能私自离开病室。

2．医护人员日常护理时按三级防护；进出隔离区时，严格执行隔离制度。

3．患者禁止陪住及探视。

八、护理管理面临的挑战

（一）护理人力资源相对不足

在疫情防控期间，各临床科室的治疗任务不能随意停止，虽然各综合医院的门急诊量和住院量等相较平时有所下降，但是依旧有大量刚需就诊患者到医院来就诊，比如产科、血液透析室、急诊等部门的患者，需要一部分护理人员保障日常医院的诊治护理任务完成。

针对疫情的防控，各医院还需调配护理队伍完成湖北一线的支援医疗队任务。因此要选择比较年轻、家庭无负担、有一定的工作经验、有意愿参与防控的护士参加医疗队，到湖北武汉等地支援，而且在医院的发热门诊、隔离病房、重症负压病房等部门，对护理人员的需求也大幅增加。

护理部要合理调动全院的护理人力资源，在满足各临床科室日常诊疗护理工作的前提下，需抽调出几个批次的护理骨干参加支援湖北一线的医疗队，另外还需进行院内护理人员调配，满足外出支援人数较多的科室，比如ICU、急诊、呼吸科等部门。

在此过程中，护理部管理人员在人力资源管理上，在人员调配时，需要考虑到几个方面：

1．国家医疗支援队组建的需求，包括对护理人员不同层次、不同年龄段、不同科室的需求。

2．医院各科室日常临床工作的需求。

3．医院内特殊部门临床工作的需要：如ICU、发热门诊、隔离病房、呼吸科等。

4．护理人员的特殊需求。如有的护理人员有强烈的参加支援医疗队的需求、有的护士处于孕期、哺乳期等，有的护士有身体不适等，有的护士家庭切实有困难不能外出参加医疗队，也有的护士为双职工，另一方已经参加了医疗队等各方面的情况，护理管理者均需考虑周到。

5．其他部门对护理人力资源的需求。在特殊时期，一些部门如感染办、疾控科等，因为人力资源相对不足，需要护理部门给予相应的支持。

6．相对一些临床护理工作大幅减少的科室，如何更合理地安排人力，不能造成人力的浪费，也是护理管理者需要考虑的问题。

（二）护理队伍的行政管理和人文关怀

护理人员的数量在医院职工组成中，占有较大的比重，护士队伍的安全对全院职工的安全起到至关重要的作用，因此护理管理者需要关注每一名护士的安全，保证零感染。

护理管理者需要关注以下几个方面的工作内容：

1．全院护士每日的体温变化。对全院护士每日的体温进行上报监测，掌握上班人员和居家护士的身体健康情况。对体温监测异常的人员要求其及时到发热门诊诊治。

2．外出人员管理。为了保障护士的安全，按照医院要求，除执行医院指令性任务等特殊原因外，医院所有工作人员不得到外地（含各分院区）、院外参加会诊、学术交流等活动；工作人员外出应向所在科室进行报告，经医院批准后方可离开，并向医院感染管理部门报备；如有私自外出者，医院将追究个人、科室负责人的责任。

在疫情防控期间，护理部要掌握每一个从外地返回的护士的行程、日期、交通方式等，并且从返回之日起，护士需居家隔离14日，一切正常者方可返回工作岗位。

3．护理人员的心理问题。在遇到超出平常应对能力的应激状况下，人们可能会出现各种情绪反应。多数情绪反应是正常的，但是也有一些持续的、过度的反应可能是对身体有害的。护士在防疫期间可能会因为各种繁杂信息的干扰，出现焦虑、恐惧等情绪，或者可能会因为所护理患者去世而出现不安、后悔、内疚、自责等情绪。护士的这些情绪需要护理管理者关注和干预。

4．一线医疗队员的后方服务。对参加支援医疗队的护理人员，医院和护理管理部门要与队员和队员家属保持密切联系，从生活和心理上及时给予关爱和帮助，解决他们在支援外出期间的家庭困难和问题。

（三）护理人员的培训

针对疫情防控，护理人员面临前所未有的挑战，主要需培训的内容包括以下几个方面：

1. 参加支援医疗队的护理人员，对该疾病的预防、治疗、护理、康复等各方面的护理知识和技能存在不足；而从普通病房抽调的护士对呼吸机、连续肾脏替代疗法（CRRT）、体外膜肺氧合（ECMO）的应用不熟悉，均需要培训。

2. 参加发热门诊、隔离病房工作和支援工作的护士，对疾病的诊断、治疗、护理等各方面的护理知识和技能的不足，需要培训。

3. 以上两类护士的防护知识，包括穿脱隔离衣等防护技能需要培训。

4. 全员护理人员对防护知识的培训，包括一级防护、二级防护、三级防护的要求和做法，全院消毒隔离的规范和要求等内容。

（四）各临床科室的护理应对

在疫情防控期间，很多专科的临床科室都会面临不同的护理问题，比如急诊科、发热门诊、普通门诊、隔离病房、产科、儿科、血液透析室等，均存在不同方面的防控和消毒隔离的需求，普通病房也因为收治患者或者有手术患者而引发不同的防控问题。

在病房管理上，家属的陪住管理和严禁探视是需要密切关注的重点内容之一。医院需制订完善的《住院患者探视陪住管理制度》，对病房的管理提出明确的要求，杜绝院内发生新冠肺炎的感染。

（五）疫情防控期间的质量管理

在疫情防控期间，医院和各级护理管理者均制订了详细的规章制度和流程，以及各级培训的方案，但各护理单元的落实质量如何，需要护理管理者进行关注，对各单元存在的问题进行督查，指导其持续改进。

第二节　新冠肺炎防控期间护理人力资源的调配管理

一、概述

为了更好地防控新冠肺炎疫情，保障疫情防控期间护理工作的正常进行，北京大学第三医院（简称"北医三院"）迅速成立了新冠肺炎防控护理工作领导小组和新冠肺炎防控护理工作小组（附件1-2-1）。

新冠肺炎防控护理工作领导小组包括组长1名（由副院长担任），副组长1名（由护理部主任担任），组员4名（由护理部副主任组成）。新冠肺炎防控护理工作小组包括组长1名（由护理部主任担任），副组长4名（由护理部副主任担任），组员若干名（由大科护士长及护理部干事组成）。

在领导小组的指挥下，我院在新冠肺炎防控期间，护理部在日常人力管理的基础上，对护理人力资源调配主要做了两方面的工作，内容包括：外派医疗队护士队伍的组建和院内护理人力的调整。

二、护理部日常人力调配管理

护理部日常人力调配制度主要分为三个层面：护理部、科室和护理单元层面，每个层面都包含为了应对突发状况的人力调配方案。

护理部负责建立和管理全院护理人员技术档案库，同时为了应对可能出现的突发情况，建立了可调配的人力资源库储备，包括：①急危重症急救储备人员库，由经ICU培训的护理人员（本科生、具有中级职称的护理人员）组成；②应急补充人员库，由护师职称且有三年以上工作经历的执行层护士组成，护理部每年年底进行储备库更新。科室层面设立了紧急情况下护理人力资源调配方案，凡遇到如重大公共卫生事件等突发事件时，由护士长上报并启动。护士长主要根据各科室的实际情况实行弹性排班、月排班和日调度相结合的排班方式，并且会安排一定数量的备班人员保证日常科室工作所需。

三、护理部疫情防控期间的人力调配管理

（一）外派医疗队护士队伍的组建

根据北医三院新冠肺炎防控护理工作领导小组的指示，我院新冠肺炎防控护理工作小组形成了《北京大学第三医院新冠肺炎防控期间应急护理队伍建设方案》（附件 1-2-2），方案的主要工作内容包括如下几个方面：

1. 全院进行动员，统计报名外派医疗队队员信息。

护理部下发动员通知，由科护士长、护士长迅速组织本科室护士积极填写《自愿参加外派医疗队报名表》，并上报护理部，由护理部对人员信息进行统一整理汇总，形成外派医疗队队员储备库。

2. 依据医院下达的任务，及时按任务要求梳理人员队伍入选条件，科护士长将本科室内符合条件的人员上报护理部，护理部组织审核确定。

由护理部制订队伍入选条件，再由科护士长组织护士长对本科室内符合条件的人员进行梳理，结合科室意见和个人意愿分批次上报护理部，再由护理部主任及副主任根据医院下达的具体任务对外派医疗队队员储备库中的人员进行审核并最终确定各批次外派医疗队护士名单。

3. 根据任务的特点选择相对应的重点科室，护理部调整其他储备人员补充援外科室人力。

结合疫区的实际情况和新冠肺炎的疾病特点，护理部将我院重症监护室［包括：ICU、呼吸 ICU（RICU）、急诊 ICU（EICU）等］列为重点支援科室，从中选拔骨干人员作为外派医疗队队员。同时，为了保证重症监护室日常护理工作的正常开展，启动我院由 3 年以上的执行层护士组成的护理人才储备库并调动其他科室人员对重症监护室进行支援。

4. 根据疫情防控需要设定的培训方案进行全员培训及针对任务的应急知识培训。

护理部组成专门的护理培训小组，负责我院全员护士的培训工作，包括培训内容和教材的制定、培训工作的开展和培训考核工作，并将全员护士纳入培训和考核范围内。此外，对组织选拔出的外派医疗队护士进行防控一线专项培训，主要包括个人防护、重症护理操作等，以保证外派工作的顺利开展。

（二）院内护理人力调整

1. 防疫重点科室的人力支援

感染疾病科是我院抗击疫情的第一线，为了保证防疫重点科室护理工作的高效、安全、有序开展，我院组织其他科室对防疫重点科室进行支援，并将感染疾病科的每班次工作时长由 8 小时缩减为 6 小时，更好地保障了防疫一线护理人员能充分休息，保持良好的身体状态和工作热情。

对有特殊岗位和患者任务需求的科室（如感染疾病科、呼吸与危重症监护病房、产科、血液透析中心等）进行相应人力储备，如：紧急安排一批具有中级职称的轮转人员进行科室轮转。

为了加强对参加应急任务的护士及家属的关心和关注，在院领导的指挥下，由院工会牵头联合护理部、党院办、医务处等部门，成立职工关爱小组，针对外派医疗队及我院防疫一线人员的实际情况和工作生活中可能遇到的各种问题进行每日反馈，讨论并提出关爱措施，还开展了一系列针对外派医疗队队员及家庭成员的慰问活动，为防疫一线人员提供后勤保障和心理支持。

2. 对于关闭病房的护理人员的调配

由于疫情期间门诊就诊患者减少、暂缓择期平诊手术、病房收治病人减少，部分病房关闭。同时医院对门诊就诊患者及探视陪住人员进行严格管理，护理部对这部分关闭病房的护理人员做了如下调配：

（1）支援我院防疫重点科室：从关闭病房中选拔一部分优秀护士支援防疫重点科室，加强防疫一线的科室人力配备，以减轻防疫重点科室的工作强度和压力。

（2）参与医院对门诊就诊患者的流行病学筛查和病房探视陪住管理工作：根据医院的相关规定，凡是来院就诊的患者均需要接受体温检测和流行病学筛查，并且针对病房探视陪住管理工作也制订了一系列流程和防疫措施。为了保障这部分防疫工作的顺利开展，在不增加科室压力的情况下，护理部组织关闭病房的部分护理人员主要负责此项工作。

3. 建立特殊时期的备班制度

为了减少病房内不必要的人员聚集，同时又能保障病房工作持续有效开展，我院建立了特殊时期的备班制度，即每个病房每天安排2名备班护士。护士长根据每日病人数量，合理安排护理人员上班，其他人员实行备班管理，如果医院或病房出现突发情况需要补充人力，备班人员应服从医院及病房护士长的调配管理，保证在规定时间内到岗工作。

4．疫情期间加大日常护理人员管理力度

设立护理部每日报表填报制度，每日收集全院各科室患者及工作人员情况，涉及全院 18 个大科，109 个护理单元。每日以科室为单位上报在岗人员的体温情况，做到实时监测，对于春节期间的离京返京人员进行了健康状态的登记备案，动态掌握人员情况，作为临床护理人力调配的依据（附件 1-2-3 和附件 1-2-4）。

四、新冠肺炎防控期间护理人力调配的问题及对策

（一）如何合理选择外派医疗队护士？

医疗队护士的选拔外派工作主要分为 5 个步骤，见图 1-2-1。

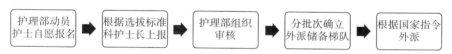

图 1-2-1 外派医疗队护士选拔外派流程图

1．由护理部动员，各科室人员自愿报名。

2．护理部规定外派医疗队护理人员队伍入选条件主要包括：①工作年限满 3 年；②年龄＜ 40 岁；③最好有重症科室的工作或轮转经验；④自愿参加外派医疗队。排除标准：①处于孕期或哺乳期；②夫妻双方中已有 1 人外派支援的。由科护士长组织护士长对本科室内符合条件的人员进行梳理，结合科室意见和个人意愿分批次上报护理部。

3．护理部主任及护理部副主任根据医院下达的具体任务对外派医疗队队员储备库中的人员进行审核。

4．护理部主任及副主任对审核后人员分批次确立外派储备梯

队，并着手开始培训工作，等待国家外派指令。

5．根据国家外派指令，分批次外派。

（二）如何保证重点援外科室、防疫科室的人力配备？

首先，在日常管理中建立可调配的人力资源库储备，包括由经ICU 培训的护理人员组成的急危重症急救储备人员库和由护师职称且 3 年以上工作经历的执行层护士组成的应急补充人员库；其次，由于疫情影响，我院关闭了一部分病房，护理部也会选派关闭病房中的优秀护士进入重点科室进行人力补充。

（三）疫情期间如何对护理人员进行日常管理？

设立护理部每日报表填报制度，主要上报内容包括 3 个部分：①各病房在岗人员的体温情况；②春节期间离京返京人员的健康状况；③各科室患者和工作人员情况。既能做到实时监测，又能为院内护理人员调配提供依据。

附件 1-2-1

新冠肺炎防控护理工作组织架构

1. 领导小组

组　　长：副院长 1 名

副组长：护理部主任 1 名

成　　员：护理部副主任 4 名

【工作职责和内容】

（1）制订新冠肺炎防控的工作要求。

（2）组织开展新冠肺炎的护理相关工作。

（3）制订新冠肺炎的护理工作开展的督导方案。

（4）对整改工作督促落实。

（5）向上级汇报沟通新冠肺炎的护理工作开展情况、需要解决的问题、需要的协助等内容。

2. 工作小组

组　　长：护理部主任 1 名

副组长：护理部副主任 4 名

成　　员：科护士长及护理部干事若干

【工作职责和内容】

（1）遵照医院新冠肺炎管理工作计划安排护理防疫工作的安排，落实各项要求。

（2）合理安排人力，统筹安排院内及外派医疗队人员。

（3）按院感染办及疾控科要求做好护理人员个人防护培训及落实。

（4）根据卫生健康委员会下发关于加强疫情期间医用防护用品管理工作要求及各病区实际工作情况合理配备防护物资。

（5）做好消毒隔离管理工作，及时检查具体落实情况。

（6）根据疫情修订探视及陪住管理制度并督导检查具体落实情况。

（7）对全院护理人员进行新冠肺炎疾病相关知识及防控培训。

（8）监测及上报全院护理人员在岗及健康状况。

（9）做好属地化人员培训及监管。

（10）护理部主任明确分管护理区域划分。

附件 1-2-2

北京大学第三医院
新冠肺炎防控期间应急护理队伍建设方案

1. 全院进行动员，统计报名外派医疗队队员信息。
2. 根据疫情防控需要设定的培训方案进行全员培训。
3. 依据医院下达的任务，及时按任务要求梳理人员队伍入选条件，科护士长将本科室内符合条件的人员上报护理部，护理部组织审核确定。
4. 根据任务的特点选择相对应的重点科室，护理部调整其他储备人员补充援外科室人力。
5. 进行针对任务的应急知识培训。
6. 有特殊岗位和患者任务需求的科室（如感染疾病科、呼吸与危重症监护病房、产科等）进行相应人力储备。
7. 加强对参加应急任务的护士及家属的关心和关注。

附件 1-2-3

北京大学第三医院
新冠肺炎防控期间信息上报工作方案

1. 按照护理部—科护士长—护士长三级管理架构，进行信息上报汇总工作。
2. 制订全院在新冠肺炎防控期间的护理相关的监控信息内容和表格。
3. 向全院护理单元布置需上报的内容和要求，并每日收集。
4. 按照医院和上级要求，完成相应的信息上报工作。
5. 留存和整理上报的内容和数据。

附件 1-2-4

北京大学第三医院
新冠肺炎防控期间护理人员管理制度

1. 在新冠肺炎防控期间，根据医院的要求，对护士进行健康状况监测。
2. 禁止在新冠肺炎防控期间出京。
3. 对在新冠肺炎防控期间由外地返京的护士，于到京之日起，进行 14 天的监督性医学观察。
4. 体温异常的护士，遵循医院居家观察文件的管理规定要求，每日上报健康状况。
5. 各护理单元，根据每日收治病人情况，合理进行排班。
6. 科护士长做好所辖区域内人力资源调配工作。
7. 护理部根据各护理单元人员配置情况协调调度相关科室人员。
8. 关注所有护士在新冠肺炎防控期间的身心健康状况。

第三节　新冠肺炎防控一线护士的培训

一、概述

2020 年 1 月 25 日，中共中央政治局常务委员会召开会议，对新冠肺炎疫情防控进行再研究、再部署、再动员。会议指出，要尽快充实医疗救治队伍力量，把地方和军队医疗资源统筹起来，合理使用，形成合力；同时要关心和保护好广大医疗卫生人员，做好防护设备配置、防护措施落实。在国家卫生健康委员会（简称卫健委）的统筹下，各省市卫健委陆续向疫区派驻医疗救援队。截至 2020 年 2 月 22 日，我院已经累计派出 3 批共百余名医务人员驰援武汉。为了提高防控一线护士的水平，切实做好防控工作，进一步提升业务能力，确保召之能来、来之能战、战之必胜，我院对防控一线护士进行了规范培训。

二、医院防控一线护士培训的整体情况

（一）成立院级护理培训领导小组和防控一线护理培训小组

由护理部主任、护理部副主任及科护士长组成院级护理培训领导小组，负责护理培训的统筹工作及各护理单元的组织协调工作，形成《新冠肺炎防控护理工作人员培训工作方案》。在领导小组的指挥下，下设防控一线护理培训小组，包括组长 1 名（由护理部副主任承担），副组长 1 名（由呼吸与危重症监护病房护士长承担）以及培训专员若干名，负责防控一线护士培训课程体系的构建和实施工作。

（二）形成培训课程体系及培训材料

1．形成培训课程体系

由防控一线护理培训小组组织联合感染管理科专家、医务处专家，结合新冠肺炎的感染、发病特点以及防控一线的实际情况，形成培训课程体系，具体见表 1-3-1。

2．制作培训资料

培训材料主要在参考以下资料的基础上形成：国家卫健委下发的最新版《新冠肺炎诊疗和防控方案》、中华护理学会等学术机构和院校发布的学术文章、相关操作的标准化课件和操作视频、相关医疗设备的使用说明书、其他结合防控一线的实践情况和新冠肺炎疾病特点形成的护理操作技术手册以及授课老师的课程讲义等。

（三）培训的开展

根据前期形成的培训课程体系，对防控一线护士进行为期 2～3 周的系统培训（其中包括 1 周的课程和 1～2 周的临床实践），每期培训 15 人左右。

1．理论培训

采用脱产集中授课和自学相结合的方式进行理论培训，培训的内容包括新型冠肺炎疾病知识、防护隔离相关知识、氧疗和无创有创通气患者的护理及对应的专科操作和标本留取技术、呼吸急救设备的使用方法与注意事项等，为了丰富理论培训内容，帮助队员夯实理论基础，课下还会给队员发放自学材料辅助理论学习。图 1-3-1 为 ICU 专科护士为队员讲解高流量无创呼吸湿化治疗仪的使用。

表 1-3-1　培训课程体系

模块	培训项目	培训学时	培训形式	培训目标
疾病知识	新冠肺炎防治知识培训	2	PPT	A
	呼吸衰竭氧疗护理	1	PPT+演示	B
	无创通气、机械通气患者护理	2	PPT	B
防护隔离	穿脱隔离衣、穿脱防护服	6	演示+实操（>10次）	A
	标准预防	1	讲授	A
	接触隔离、飞沫、呼吸道隔离	1	讲授、实操	A
	各级防护要求	1	讲授	A
	感染垃圾处理、尸体处理	1	讲授	A
呼吸急救设备使用与监测	无创呼吸机、有创呼吸机	4	演示+实操+情景模拟	A
	高流量无创呼吸湿化治疗仪使用与监测	1	演示+实操	A
	监护仪、除颤仪、异常心电图	1.5	标课+实操	B
	呼吸机使用防护知识	2	演示+实操+情景模拟	A
	负压吸引器使用	0.5	演示+实操	B
	营养泵	1	演示+实操	C
临床实践	重症监护室临床实践	40~80	实践+情景模拟	B

模块	培训项目	培训学时	培训形式	培训目标
气道管理	经口咽通气吸痰	1	标课+演示+实操	B
	人工气道吸引术（密闭式）	1	标课+演示+实操	B
	气管插管固定	1	演示+实操	B
	气道湿化管理	1	演示+实操	B
	气囊管理	0.5	演示+实操	B
	防止气溶胶播散预防措施	1	讲授+演示+情景模拟	A
	经口气管插管及拔管配合	1	演示+实操	B
	约束	1	演示+实操	B
	雾化吸入	1	讲授+演示+实操	B
标本留取	痰标本留取	1	演示+实操	B
	人工气道痰标本采集	1	演示+实操	B
	动脉取血	2	标课+演示+实操	A
	血培养	0.5	演示+实操	C
	鼻咽拭子采集	1	讲授+演示+实操	B
应急处理	突发状况处理流程	1	讲授+演示+实操+情景模拟	A

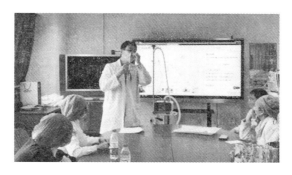

图 1-3-1 ICU 专科护士为队员讲解高流量无创呼吸湿化治疗仪的使用

2．操作培训

结合新冠肺炎疾病的发病、诊疗特点和防控一线的实际情况，采用演示（或播放规范操作视频）、情景模拟与实操相结合的方式进行操作培训，培训的操作包括穿脱防护服、无创和有创呼吸机的管路连接、经口咽通气道或人工气道吸痰并留取痰标本、动脉采血和血气分析、鼻咽拭子采集、雾化吸入等，除了操作规范性外，着重对如何在各项操作过程中做好自身防护进行情景模拟和强化训练，尤其是穿脱防护服的练习，按防控一线的实际情况，分清洁区、4 个缓冲间和污染区进行情景模拟练习。图 1-3-2 为队员穿好防护服后模拟进行护理操作。

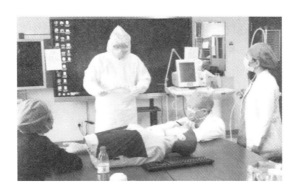

图 1-3-2 队员穿好防护服后模拟进行护理操作

3．临床实践

为了巩固理论培训和操作培训所学内容，以及考虑在重症科室工作的队员和非重症科室工作的队员的差异，在理论和操作培训结束后，安排队员进入重症监护室（包括 ICU、RICU、EICU）进行临床实践。为了避免不必要的人员聚集，保证培训质量，每个病房安排 4 ～ 5 个培训队员。

实践内容以无创呼吸机辅助通气患者的护理、有创呼吸机辅助通气患者的护理、血气分析的临床实践、监护仪的使用和心律失常的识别、护理记录的书写为主，根据一线护士的重点工作内容进行基础及重症护理操作的实践，专门负责重症有创、无创呼吸机辅助通气患者的护理，尤其是呼吸机管路连接、拆卸，安全监测、参数监测，仪器设备消毒原则，规范操作流程，尤其重点加强无创呼吸机开关机防护程序的练习。图 1-3-3 为队员在重症监护室进行临床实践。

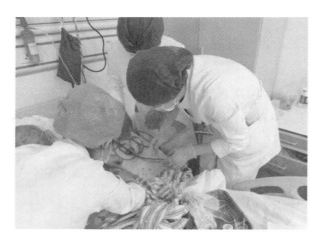

图 1-3-3　队员在重症监护室进行临床实践

4．培训效果评价

培训效果评价共包括三部分，理论考核、操作考核和临床实践评价。理论考核主要针对新冠肺炎疾病知识、防护隔离要求等，在理论培训结束后统一进行，满分 100 分；操作考核主要包括 4 项：穿脱防护服、无创呼吸机管路的连接、经人工气道或口咽通气道吸痰技术、动脉采血技术，操作考核在每项操作培训结束后统一进行，各项操作考核满分 100 分；临床实践评价，包括各项新冠肺炎患者护理的常用护理操作技术，由临床带教老师于临床实践结束时进行评价（分为 A、B、C、D 四个等级，参考各项培训目标进行评价），并填写评价表格（图 1-3-4）。

	操作项目	备注	实践评价	教师签名
1	静脉采血	实践（头皮针）		
2	静脉输液	实践		
3	发放口服药	实践（无 PDA）		
4	测血糖、测体温	实践		
5	电子血压计使用	实践		
6	便携式血氧饱和度监测仪的使用	实践（便携电子显示）		
7	PICC 换药	实践		
8	踝泵练习	实践		
9	罗氏血气机使用	实践		
10	动脉采血	标准课件 + 实践		
11	危重病人翻身和皮肤管理	实践		
12	移动式负压装置的使用	实践（电动负压吸引器）		
13	外出转运	模拟实践（轮椅 + 氧气瓶）		
14	输液泵的使用	实践		
15	微量泵的使用	实践		
16	气管插管的配合	模拟实践		
17	气管插管固定、口护	实践（固定器 + 胶布）		
18	气囊压力评估	实践（最小闭合技术）		
19	有创呼吸机使用和监测参数	1．氧气瓶接头 2．墙壁氧接头 3．掌握管路连接拆卸 4．湿化器消毒		
20	无创呼吸机使用和监测参数	1．氧气瓶接头 2．墙壁氧接头 3．掌握管路连接拆卸 4．湿化器消毒 5．并发症预防、敷料剪裁 6．无创通气参数 7．开关机防护程序		
21	密闭式吸痰管的使用	实践		
22	高流量呼吸装置	实践（参数监测、管路连接）		
23	约束带的使用（自制）	实践（使用与安全监测）		
24	心电监护仪的使用	实践（安装、拆卸）		
25	中心监护仪的观察	实践（异常识别）		
26	中心导管穿刺置管的配合及用物准备	实践（熟悉流程）		
27	导尿、留置胃管	模拟实践		

图 1-3-4　临床实践内容及评价表格

三、医院防控一线培训中面临的实际问题及对策

（一）如何选择合适的受培训人员？

按照一定的标准在全院范围内选拔防控一线护士作为培训对象。

入选标准：①工作年限满 3 年；②年龄 < 40 岁；③至少有 3 个月重症科室的轮转经验；④业务能力强，有奉献精神；⑤自愿参加防控一线工作。

排除标准：孕产妇或处于哺乳期等特殊时期。

（二）培训内容的选定如何做到与一线临床工作所需相符，体现实用性、有效性？

结合疾病特点、重症患者实施专科急救护理的措施、抢救仪器设备操作要求等，并与一线人员沟通一线工作特点及关键环节进行培训内容的设置。培训内容主要分为疾病知识、防护隔离、呼吸急救设备使用与监测、气道管理、标本留取、应急处理和临床实践七大模块，培训形式包括讲授、演示、情景模拟、实操和临床实践等，共计 80 ～ 120 学时。

（三）培训的时间、形式如何安排设置？

因为疫情发展及临床工作所需护士上岗的不确定性，培训时间安排尽量紧凑，做好课程主次内容的设置、排序，按重要程度完成培训课程的时间安排，并按实际工作的特点，设置多种形式，在学习讲授、演示的同时加强实际操作练习、情景模拟及临床实践，增加实践机会。

（四）培训授课专家的选择

按照一定的专业要求选定授课专家，具体要求是：①有一定的传染病防控经验或有重症患者治疗护理经验；②对新冠肺炎相关

知识有足够的了解；③工作年限≥10年；④中级职称及以上。表
1-3-2为防控一线培训中的部分课程题目和主讲人。

表 1-3-2　防控一线培训中的部分课程题目和主讲人

题目	主讲人	培训形式
新冠肺炎的防治知识	副主任医师	讲授 PPT
呼吸衰竭氧疗护理	RICU 护士长	讲授 PPT+演示
高流量无创呼吸湿化治疗仪使用与监测	ICU 专科护士	演示+实操
穿脱防护服	感染办	讲授+演示

第四节　新冠肺炎防控期间护理人员的培训

一、新冠肺炎防控期间的现状

（一）现状概况

新型冠状病毒肺炎（简称"新冠肺炎"），是指新型冠状病毒
（COVID-19）感染导致的肺炎。新冠肺炎传染性极强，人群普遍易
感，且具有聚集发病现象。随着新冠肺炎疫情的蔓延，2020年1月
20日该病被纳入《中华人民共和国传染病防治法》规定的乙类传染
病，并采取甲类传染病的预防、控制措施。依据《国家卫生健康委
办公厅关于印发医疗机构内新型冠状病毒感染与预防控制技术指南
（第一版）的通知》（国卫办医函〔2020〕65号）、《国家卫生健康
委办公厅关于印发新型冠状病毒肺炎诊疗方案（试行第六版）的通
知》（国卫办医函〔2020〕145号）、《国家卫生健康委办公厅关于印
发新型冠状病毒肺炎防控方案（第三版）的通知》（国卫办疾控函
〔2020〕80号）、《国家卫生健康委办公厅关于印发新型冠状病毒肺
炎防控中常见医用防护用品使用范围指引（试行）的通知》（国卫

办疾控函〔2020〕80号）、《北京市关于呼吸道传播性疾病（新型冠状病毒肺炎）环境清洁消毒建议（试行)》、《北京市卫生健康委关于新型冠状病毒肺炎相关病例转运工作方案的通知》、《北京市卫生健康委员会关于印发北京市新冠肺炎医务人员防护指南的通知》，为有效做好医院内新冠肺炎诊疗和疫情防控工作，保护人民群众的身体健康，维护正常医疗工作秩序，提升疫情期间的医疗护理工作质量，做好一线医护人员的心理疏导工作；同时，根据北京市医院感染管理质量控制和改进中心于2020年1月29日下达的北京市关于开展呼吸道传播性疾病（新冠肺炎）医务人员全员培训的通知，全面开展新冠肺炎防控期间护理人员培训工作是当下的首要任务。

（二）医院师资情况介绍

本书介绍的医院是一所集医疗、教学、科研为一体的综合性三级甲等医院，开设36个临床科室，开放床位2084张，在职注册护士共2286人。其中主管护师313人。医院护士规范化培训体系包括四个阶段，第一阶段3年规范化培训阶段，培训对象是工作1～3年的护士，培训期为3年；第二阶段的培训对象是工作4～5年的护士，培训期为2年；第三阶段培训对象是工作6～8年护士，培训期为3年；第四阶段的培训对象是工作8年及以上的护士，各阶段能力考评按照规范化培训细则七大核心能力达标后方可进入下一阶段。其中3年规培护士371人。

（三）医院培训模式介绍

医院护理人员培训模式在2014年建立了"以护士职业规划为导向、岗位胜任为核心"的护士规范化培训体系，以"中国注册护士核心能力架构"为基础，建立了七大核心能力：科研能力、临床护理能力、管理能力、人际关系能力、法律伦理实践能力、专业发展能力和教育咨询能力。同时，依据不同岗位和层级，设置不同的课程难度，以满足不同护士的培训需求。基于岗位胜任力的护士分层培训信息系统包括 6 个模块，每一个模块中又有相应的子项目与之对应，见图 1-4-1。基于 6 个模块实现"护士培训应用"与"护士培训管理"两大功能，两大功能所包含的项目相互关联，并通过最后的"统计分析培训/考核效果"模块对"护士培训管理"功能进行结果反馈，同时"护士培训管理"功能所得到的结果反馈也对"护士培训应用"功能起到持续改进作用，见图 1-4-2。信息系统助力于以岗位胜任力为核心的护士分层培训，是护士参加培训实践的有效工具，还实现了信息畅通与资源共享；改变了护士培训管理流程，护士档案实现了信息化管理，提高了护理管理者的工作效率，大大降低了纸质能源的消耗，有效促进医院护理培训的信息化发展。信息技术的推广与应用，使医护人员在职继续教育具有实操性，现代信息技术已经渗透到了临床的各个方面，直接改变了教学信息的传播方式。所以在培训管理的创新发展中，信息系统助力于培训，在改变被培训的工作人员方式的同时，也在不断改变着培训管理者的教育观点、教育观念和角色的定位。

网络教育具有传播的延伸性和突破地域的局限性，同时网络改变了培训者和受训者的沟通方式，提供了多项的交流方式，也激发了被培训者的自主学习性。在新冠肺炎防疫期间，依托于医院信息培训系统，能够远程检查护士对新冠肺炎相关知识学习的程度和知识掌握的情况，通过护士培训管理模块，进行数据的分析、考评及持续改进。

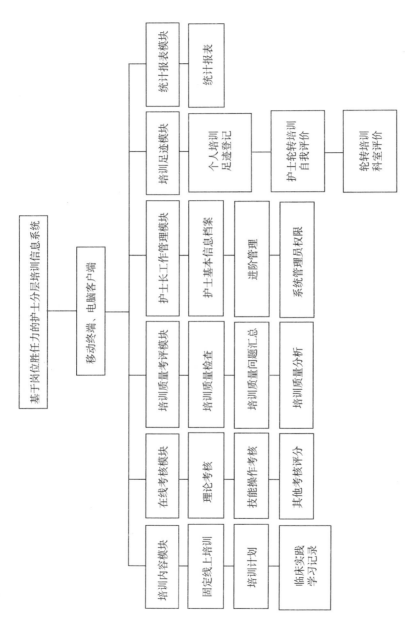

图 1-4-1　基于岗位胜任力的护士分层培训信息系统示意图

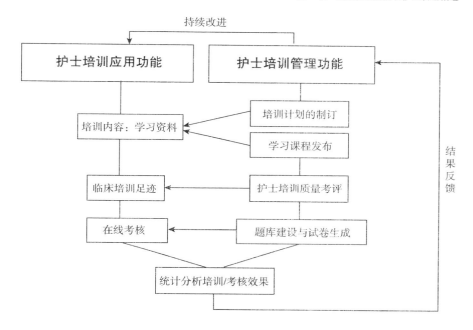

图 1-4-2　基于岗位胜任力的护士分层培训信息系统两大功能示意图

二、新冠肺炎防控培训工作实施方案

（一）组织管理

1. 领导小组

组长：护理部主任

副组长：护理部副主任

成员：各科室科护士长

【具体职责和内容】

（1）制订新冠肺炎防控的护理培训工作要求。

（2）开展新冠肺炎的护理培训相关工作。

（3）督查新冠肺炎的护理培训工作开展的落实效果和质量。

（4）持续改进新冠肺炎落实中存在的问题和对策

（5）整理新冠肺炎防控防护的全院全员护理培训工作资料，需要解决的问题，需要的协助等内容。

2．工作小组

组长：护理部副主任

副组长：护理部培训干事、呼吸 ICU 护理管理者

培训专员：各个护理单元培训专员

重症培训专员：危重症科室科护士长

【具体职责和内容】

（1）在新冠肺炎防疫期间，严格落实医院要求的各项防控防护培训规范。

（2）建立新冠肺炎的防控防护培训专员组和重症培训专员组，设立各临床单元培训专员，做到全院全员护理培训。

（3）统一全院全员护士培训的理论教材，参照医院下发的最新版《新冠肺炎诊疗和防控方案》以及统一完成教育处网站上要求学习的防控防护课件。

（4）护理部与感染管理科联合完成培训操作教材的编写，组织全员学习。

（5）严格执行全院在岗人员和备班人员的日培训并有培训足迹。

（6）严格执行全院在岗人员和备班人员的日考核并有考核成绩。

（7）针对医院抗击新冠肺炎疫情医疗队的骨干护士进行专科技能及防护知识培训，根据新冠肺炎患者的特点制订重症培训内容，完成培训标准课件的制作，进行授课、演练、临床实践及考核。

（二）建立全院培训专员督导，建立各临床单元培训专员

在新冠肺炎防疫期间，严格落实医院要求的各项防控防护培训。建立新冠肺炎的防控防护各大科培训专员督导及各临床单元的培训专员，做到全院全员护理培训。

（三）搭建新冠肺炎防控防护培训组织构架图

1. 培训工作组织管理构架（图 1-4-3）

（1）护士防控培训领导小组：护理部主任、护理部副主任

（2）护士防控培训工作小组：科护士长、护理部负责培训护士长

（3）考官团队：护理部培训组、科护士长、临床专项考核负责人

（4）临床单元专员：各科室上报备案的人员

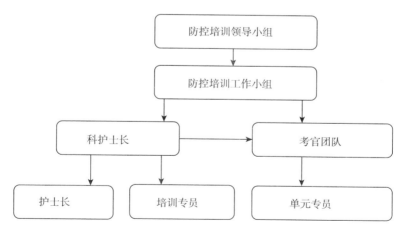

图 1-4-3　培训工作组织管理构架

2. 科室新冠肺炎培训组织构架图（图1-4-4）

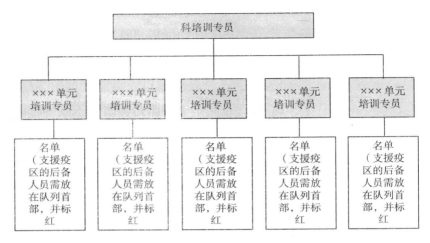

图1-4-4　科室新冠肺炎培训组织构架图

【防控培训考官任职条件及工作职责】

1. 任职条件

（1）热爱护理专业，具有良好的医德医风。

（2）具有大专及以上学历，具有丰富的临床经验。

（3）院级专项考官为护理部考核通过的大科护士长、护士长、防控培训专员和临床单元专员，以上人员名单在教育处报备。

（4）具有较强的临床护理思维能力和临床实践能力，并能培训、指导护士开展新冠肺炎防疫临床护理工作。

（5）定期接受护理部防控培训工作小组/大科护士长/护士长的培训，考核通过，成绩优异。

（6）敢于承担责任，工作积极主动、严谨认真，愿意承担新冠肺炎疫情期间的防疫临床护理培训工作。

（7）在临床培训过程中发挥临床督导作用，在护理单元起示范管理作用。

2．工作职责

（1）护理部考官接受护理部培训组管理，配合护理部完成护士防疫培训考核工作，工作认真负责；单元考官配合单元护士长完成本单元护士的培训考核工作，接受护士长和培训督导管理，工作认真负责。

（2）协助护理部 / 护士长完成防控防护规范化培训计划的落实，按要求完成考核，考核结果及时总结反馈并记录。

（3）定期接受护理部防控防护培训小组 / 大科护士长 / 护士长组织的培训、考核，确保每项指定操作的标准化和落实。

（4）临床培训考核中提出自己的意见及建议，特别是培训考核评价方案的持续改进与归纳总结。

【培训专员任职条件及工作职责】

1．任职条件

（1）热爱护理专业，具有良好的医德医风。

（2）具有大专及以上学历，主管护师，具有丰富临床经验，原则上是单元护士长。

（3）具有系统的护理学专业理论知识、操作技能、临床实践能力。

（4）临床综合能力强，能够熟练掌握护士防疫培训体系及运作模式。

（5）敢于承担责任，工作积极主动、严谨认真，愿意承担临床护理防疫培训工作。

2．工作职责

（1）配合大科护士长对所管辖单元内护理培训工作的督导，接受科护士长和护理部规范化培训工作小组的领导和培养。

（2）协助大科护士长完成所管辖单元内新冠肺炎相关培训计划的制订、落实、考核、足迹录入及更新的工作。

（3）协助大科护士长对所管辖单元内护士长及教官的培训。

（4）协助大科护士长对所管辖单元内护理培训质量的评价和持续改进。

（5）定期接受护理部规范化培训小组／大科护士长组织的培训、考核。

（6）协助护理部疫情防控培训工作小组完成院级下发关于新冠肺炎相关的培训项目。

（7）协助护理部疫情防控培训工作小组完成院级下发关于新冠肺炎相关培训的质量追踪。

（8）参与院级新冠肺炎相关培训课程设置的建设和培训方案的修订。

（四）培训目标

提升护理人员对新冠肺炎的正确认识，掌握新冠肺炎的临床识别、治疗、护理和防护知识，提升临床护理工作质量，提升护理人员职业安全，确保医护人员无感染，提升护理人员应对突发公共卫生事件的综合能力。

（五）培训人群

新冠肺炎防疫期间医院所有的护理人员。

（六）培训内容

1. 培训需求评估

疫情相关知识需求：评估医院支援武汉医疗队，评估医院发热门诊、急诊、门诊、呼吸科、重症监护室以及普通病区护理人员的防疫知识需求，同时根据医院下发的最新版防疫方案确定培训内容。

2. 培训课程设置

用"防控培训知识范畴＋内容＋必修"的整合方式进行体系化课程开设，构建新冠肺炎防疫知识短程培训体系。疫情防疫课程的设置，围绕传染病专业特色，突出防疫基础知识学习，突出防护技术的临床应用。短程课程设计如下：

（1）理论知识

第一部分：新冠肺炎的诊断和治疗

第二部分：新冠肺炎收治重点部门管理

第三部分：医务人员防护及患者管理

第四部分：清洁消毒及医疗废物管理

第五部分：近期国家卫生健康委员会下发的新冠肺炎院感防控措施系列文件、北京市医院感染管理质量控制和改进中心下发的系列文件以及医院下发的疫情防控防护相关的规定预案和流程。

（2）防护技术：手卫生操作；低、中、高级风险操作的分级防护。

（3）消毒隔离技术：消毒原则；消毒措施；终末消毒；常见污染对象的消毒方法；医疗环境消毒；复用诊疗器械消毒；医疗废物消毒；各种消毒液的配制方法。

新冠肺炎防疫培训内容中强化重点内容，常见医用防护用品使用范围，医务人员防护，特定人群个人防护，口罩（一次性医用口罩、医用外科口罩、医用防护口罩）的佩戴及摘除方法，高风险暴露情况下隔离衣与防护服的基本穿脱方法，护目镜或防护面罩的戴摘方法等。

（七）培训形式

在新冠肺炎防控期间，为降低人员密集度，在医院原有培训体系中已实践很成熟的培训形式上（表1-4-1），借助信息化和自媒体传播手段，采取多种"线上＋线下"的培训形式。

表1-4-1　医院护士规范化培训方式一览表

代码	培训方式	代码	培训方式
①	理论授课（PPT）	②	场景模拟培训
③	讨论分析	④	材料自学
⑤	实操训练、实践	⑥	演示
⑦	见习	⑧	总结汇报
⑨	晨间提问指导	⑩	床旁教学
⑪	讲授		

备注：如有本表格未列出的培训方式，请增加序号及文字描述

1. 开发手机端教学资源，搭建培训快速传播模式

在网络教学过程中，可利用微信更容易操作、覆盖率广的优势，实现远程培训中的语音、视频互动，并传送在线教学的文件，效果更加完善。随着信息技术及网络技术的快速发展，各种软件和平台已经能够实现异地互动和不同区域的互动，更适合我们在疫情期间的居家培训模式。手机微信平台用于此次疫情的居家培训，具有全面、强大、界面直观、实用等多项特点。医院应用此功能搭建一个典型的互联网＋培训方式的疫情防控防护培训模式。

2. 培训专员和培训护士实施协同培训，推动自主学习模式

压缩各知识模块重点，提高学习效率。将优质的教学资源、适合的培训教材与先进的教学模式相互配合，才能真正实现新冠肺炎防疫培训短程课程整合。

护理部疫情防疫培训工作组将"课前—课堂—课后"有机地连接起来，并通过多元实时互动、数据分析等功能赋予每一个环节全

新的活力，最大限度地发挥教与学的质量。在培训前，培训专员必须认真组织教学内容，精心完成培训设计，实施"协同学习"的培训模式。在培训后，针对培训重点提供多元的考核模块。以此构建"协同学习 + 多元考核"的培训模式，实现在岗和居家全过程无缝式链接学习，确保课程整合的实施。

3．发挥培训专员主导培训模式，构建良好学习环境

以点带面，通过培训科室专员覆盖全院，护理部培训各科种子培训专员；受训并考核，各科室受训专员考核合格后配合护士长培训所在大科护士，同时培训专员根据整合后的培训内容，制作幻灯片并收集相关资料，教学重点要突出，表现手法要丰富，命名要准确且注意层次，将教学资料放置在教学内容模块。录制、搜集与教学内容相关的视频，放置在教学视频模块，便于护士自学，将各种文件流程的预案预习与课后作业发布在课堂作业模块，根据具体内容要求护士完成分组视频讨论、个人演示、口述等学习内容，为护士搭建良好的学习环境。

在线课程培训要突出"被培训护士为主体，培训专员为引导"的教学思想。严格按照短程课程安排执行，将课堂时间尽可能地交给被培训者，护士以视频小组或个人的微信组织形式，通过讲述、演示、口头回答等方式对教学内容组织学习，并根据线上表现评定成绩。培训教官主要完成课程引导和答疑工作，补充相关知识点以及重点、难点的讲授工作。

4．编写合适的培训教材，保障短程课程设置有效实施

合适的教材是确保课程设置调整后，课程整合与课程体系构建的基础。课程设置的调整绝不能停留在课程内容与体系的设置上，必须根据传染病专业的特色，对新冠肺炎短程课程教学内容认真组

织、编写或选择合适的教材，切实保障课程设置的实施。课程设置调整后，课程更具时效性、内容更具专业性，压缩重复性内容，突出知识重点，而且，突出传染病专业的特色，多以提问式、案例式组织内容，情景视频模式充分调动护士的学习兴趣；设置贴合临床的实践环节，培养护士传染病知识的应用能力，提高防护技术和消毒隔离技术的操作能力。培训小组、专员等制作与新冠肺炎相关的知识进行标准视频录播并上传至网络平台，督促护理人员线上自学，并根据实际情况选择线下、线上等模式学习。

（八）考核及评价

1. 防疫基础考核

根据疫情期间对培训的需求，大科护士长负责管理、科室培训专员协调组织本单元护理人员的考核。由培训专员负责填写出考核评价，提交护理部。

【操作考核】

详见表 1-4-2。

表 1-4-2　新冠肺炎防疫期间护士操作考核内容表

必考项目 （所有护士）	个人防护考核内容	七步洗手法
		正确佩戴口罩
		穿脱隔离衣
		穿脱防护服
		一次性帽子的使用
		检查手套的佩戴
	清洁消毒	消毒液的配置
		日常消毒方法
		疑似或确诊患者的终末消毒
	医疗废物管理	医疗废物的保存与交接
		涉疫情医疗废物的处理与交接

【理论考核】

详见表 1-4-3。

表 1-4-3　新冠肺炎防疫期间护士理论考核内容表

题型	考核内容	参考内容	备注
单选题 多选题 填空题	新冠肺炎相关的知识	1．疾病相关：新冠肺炎的诊治和防控相关课件与文件 2．制度流程相关：北京市以及医院下发的各个新冠肺炎的防控文件和规范要求、疫情期间特殊的工作流程 3．消毒隔离感染控制相关：新冠肺炎院感防控相关课件与文件 4．分级防护相关：个人防护和手卫生知识等相关内容	定期发布电子版理论试卷

【在岗考核】

联合医院新冠肺炎防疫期间质量管理督查组，将北京市海淀区所有医院运行在临床的核查内容作为考核表（表 1-4-4），督查结局作为临床在岗考核成绩。

表 1-4-4　新冠肺炎防疫期间临床检查考核内容表

检查科室：　　　　　　　　　　检查时间：　　　　　　　　检查者：

项目	内容	检查标准	检查方式
防护和消毒隔离	手卫生	七步洗手法，洗手时机正确	现场查看＋提问
	个人防护用品	根据不同的风险等级，给予合理的防护	现场查看
	环境管理	按照医院要求，正确消毒公共区域、病房、办公区域等 能正确进行涉疫物品表面消毒、污染物处理、仪器设备消毒、终末消毒等	提问＋现场查看
	防护物资管理	能根据医院要求，进行合理配置、管理防护用品	现场查看

项目	内容	检查标准	检查方式
医疗废物	分类管理	废弃物分类规范处理，禁止各类垃圾混放	现场查看
	医疗废物包装	医疗废物包装容器使用规范，满 3/4 及时更换，交接记录完整	现场查看
	疫情废物	按照医院要求，进行包装、标识和暂存	提问
工作人员管理	排班	根据工作需要，合理安排护理人力资源	查看排班
	体温监测	按照医院要求，每日监测体温并上报	查看资料
	外地返京人员	外地返京护理人员，监测体温，并上报观察情况	查看资料
患者、陪护人员管理	病房标识	门口张贴：①发热人员就诊告知；②禁止探视管理规定	现场查看
	门禁管理	日常关闭状态	现场查看
	陪住人员管理	按照医院要求流调表和体温监测并记录	现场查看
	患者和陪住人员	陪住人员数量和时间符合要求、不串病房、正确戴口罩	现场查看
培训与考核	培训	对医院和护理部要求的 COVID-19 培训内容，护理人员全员培训，有记录	现场查看记录
	考核	护理人员有考核，有记录	考核记录 + 提问 + 操作演示
疑似/确诊病例处置	应急预案	应急预案可行、合理、可落实，符合本病房情况	现场查看
	工作布置	护理人员熟知相关预案/流程	提问
	落实	病房如果有疑似/确诊病例，能做到正确处置	如有，查看

2. 防控防护"线上＋线下"考核

线上与线下考核结合开展，对于备岗人员采用视频拍摄考核，传送至考官，远程进行点评及考核足迹留存，在岗人员分时间段进行现场考核。结合电子考核软件，创建新冠肺炎防控培训题库，题库抽题，随机组卷，系统自动阅卷，针对学习内容进行问卷答题，节省人力物力资源，提高学习效率。通过在线考试模块开展网上测试，在线考试模块使用动态网页技术与数据库平台搭建，系统可根据章节自动组卷，采用客观题系统判分，主观题人工判分的判卷方式，护士可随时进行自测。在线考试模块可进一步与护士互动，通过平台的数据统计分析功能，了解培训内容的掌握情况，并在线上点评，对较为集中的问题给予讲解。同时，为了保证护士在临床工作中及时有效应用，便捷地开展自学与互动活动，被培训护士可在疫情防控防护阶段有计划、针对性地在岗进行临床实操考核。

（九）培训要求

为进一步加大在新冠肺炎防疫期间，护士培训工作的执行力度及增强此项工作的时效性和可操作性，要求各培训单元高度重视，灵活运用培训形式，通过培训专员层层辐射，落实到每名护理人员，建立有效的管理组织，明确职责，确保疫情期间全院全员护理人员培训到位，防护知识防护技能人人掌握，并人人考核通过。

1. 在新冠肺炎防疫期间，护理部定期检查各护理单元疫情期间培训计划落实成效，有原始记录，有分析及改进措施。

2. 在科护士长领导下，各科室培训专员及单元培训专员做好上传下达工作。

3. 新冠肺炎防疫期间，全员培训工作真实有效。

三、新冠肺炎防控培训工作开展的问题及对策

（一）分级分类，减少密集型接触，线上＋线下培训交替开展

在疫情防控期间，为防止人员聚集性密集，采取"分级分类，限制现场培训人数"的原则，开展培训工作。线上＋线下培训交替

开展，是为了更好地在疫情防控期间提升培训的覆盖广度和深度。

临床上使用成熟的学习模式在疫情期间受到限制，线上学习注重效果，提高备班人员家中自律学习。第一、二阶段的护士通过自学笔记、自学视频足迹检查；第三、四阶段的护士通过知识输出的形式体现学习足迹，包括出疫情相关专业考题。线下学习注重效率，提高现场学习的效率，采取分时间段分人流量，人人线下培训落实到位，采取现场培训与考核一体化，现场培训人员正确佩戴口罩，穿工作服，培训及考核后场地进行通风，每日 2 次，每次 30 分钟。真正实现线上＋线下培训一体化，提高全员培训效果。

（二）确保培训内容的时效性和准确性

在疫情防控期间，为确保培训内容下发的时效性和准确性，成立"疫情防控考题审核小组"。为确保教材题库及时更新到位，疫情防控考题审核小组组织专门人员重新修订防控防护应知应会内容，及时补充、完善现有培训内容，迅速编制培训教材，实时更新。由疫情防控考题审核小组对培训内容准确性层层审核把控，制作成考核试卷以电子版或问卷星的形式迅速下发，确保培训内容的时效性和准确性。

（三）线下动态考核，线上专题考核，持续追踪结果

在疫情防控期间，护理人员班制采取在岗与备班交替进行，线下考核中以动态考核模式为主，不采用集中一体化考核，每日对在岗人员进行追踪考核，持续追踪结果，确保重点内容人人考核，保证培训效果。线上考核借助信息网络化手段，以专题的模式推送考题，减少大规模培训的人员聚集。结合医院教育处平台或科室发放的问卷星试卷进行培训考核，推进培训进程，夯实业务基础，强化专业技能。

（四）以科室专员为培训中间枢纽，辐射性层层下沉式培训

依托每个护理单元疫情防控期间的培训专员，开展辐射性层层下沉式培训。培训过程中采取"一级抓一级，层层传导培训，确保培训效果"的原则，制订全方位培训方案，各单元据此细化自身的培训计划，明确培训人员、内容、课时、方式。各护理单元将防控知识技能纳入当前培训重点，由护理单元培训专员协助护士长对本单元人员进行专题培训，做到层层培训，全面覆盖。防护技能人人培训、人人掌握、人人考核。

（五）微信自媒体网络培训平台改变临床老师的定位

培训涉及三个方面：培训专员，接受培训的护士，学习过程。现代信息技术社会中，学习过程不再是单纯的培训专员传授、护士记忆信息的过程，更强调双方对培训信息的处理，是对信息的收集、筛选、加工、创新、共享等。信息技术为学习者提供了新的学习方式，这就促使教学培训模式也同时发生改变，协同合作式教学代替了传统的课堂现场讲授，培训者不再是课堂教学的主宰者，被培训者也不再是单纯的知识接受者，培训专员可以尝试让护士用自己的方法来完成学习任务。可见，信息技术在改变护士在职学习方式的同时，也在不断改变着培训者的培训观念和角色定位。在疫情防控特殊时期，变革传统的聚集性教学，基于"翻转课堂"的教学模式，将时间信息技术与学科教学的深度融合，线上教学通过采用视频或 PPT 授课录播的形式，教育处官网或科室固定学习网络，进行全员线上学习。并设置线上交流讨论、答疑的环节，讲师能有更多时间与每个人交流。教学开放的网络环境为学习者提供自主学习的资源，学习者可以有效、合理、自主规划学习活动，在避免聚集性感染的同时，保证教学进程的推进，且学习者的自主学习能力和学习效果进行提升。

在新冠肺炎防控期间，医院须高度重视医护人员感染防控全员培训，制订完善的培训方案，建立疫情期间专业师资队伍，充分利用各种培训方式，特别是信息技术、互联网络技术，及时有效地做到全员培训，使疫情期间的培训更具有个性化、具体化、实效化和人性化。做到线上线下融合，院内学习和居家学习的融合；电脑手机多终端屏幕融合，网络学习和互动交流软件融合；访问数据、学习数据、分析数据的融合；学科特点和时段特点融合；单位培训专员和培训护士目标融合。以此提升护理人员对新冠肺炎的正确认知，掌握新冠肺炎的临床识别、治疗、护理和防护知识，提高临床护理工作质量，保证护理人员职业安全，确保医护人员无感染，提升护理人员应对突发公共卫生事件的综合能力。

第五节　新冠肺炎疫情防控期间护理人员的心理问题及对策

一、概述

新冠肺炎是一种突发的具有较强传播性的传染性疾病，这对大部分人来说都是一种强烈的心理应激。而护理工作者是与患者接触最多、最危险的群体之一，面对疫情的危机以及高风险的工作，不可避免会产生不同程度的心理应激反应，出现各种心理问题，常见的有过分担心、恐惧、焦虑、抑郁、敏感、自责、内疚、无助等。随着疫情升级，医护人员的工作量不断增加，以及患者与家属的焦躁情绪反应等，护理人员经历着超高的心理负荷。当压力过载时，护理人员的应对方式就显得尤为重要，但只要正确面对，掌握自我调整的方法，护理人员的不良情绪和心理问题能够得到有效缓解。

二、心理问题产生的原因

（一）工作强度增加

疫情当前，学生延期开学，工人假期延长，而护理人员在疫情防控期间作为抗疫的主要队伍之一，工作较以往更加繁重，除了日常疫情防控工作外，还要完成新冠肺炎相关培训、清洁消毒等工作。发热门诊、急诊科、呼吸内科、感染科以及重症医学科等科室更加繁忙。

（二）被感染的风险

由于工作的特殊性，护理工作者面临着较高的职业危害风险，在从事护理活动过程中，存在感染新型冠状肺炎病毒的风险。根据中国疾控中心报告显示，全国共有上千例医务人员感染了新型冠状病毒。

（三）角色间冲突

角色间冲突指个体同时扮演几个角色时产生的内心冲突。在护理行业中，女性占大多数，多数在职护理工作者处于上有高堂、下有稚子的阶段，在这个特殊的时期，无法在家看护延迟开学的孩子，无法照顾感染风险较高的老人，无法扮演好父母、子女等角色。更是担心下班后将病毒带回家，有的工作人员甚至不能回家或者不能与家人见面。

三、常见的心理问题

（一）担心与恐惧

恐惧是对特定刺激事件采取逃避或自御的反应，是危机事件最容易诱发的一种情绪。短时间大量的感染病人的出现，护士对新型冠状病毒肺炎知识的了解不及时，均会造成护士的心理负担，使其产生恐惧心理。此外，日益增加的确诊、疑似病例数以及死亡病例的报道，加之出现的医护人员感染的状况，也会使护理人员担心被感染状况的发生。

（二）焦虑与抑郁

当危机发生时，焦虑也是一种常见的情绪表现，是身体的保护机制，适度的焦虑有一定的积极作用，可以促使我们动员资源去应对危机和压力，但长期过度焦虑和高强度的压力使护士对工作产生疲惫感，甚至出现心身耗竭综合征，表现为焦虑、情绪低落、抑郁等不良心理反应。不仅有精神上的痛苦，还有躯体上的不适，如心慌、出汗、头晕、坐立不安、肌肉紧张等。研究证实，感染科和抗击疫情临床一线护士焦虑情绪严重，且睡眠障碍和焦虑相互促进、相互影响。

（三）自责与内疚

由于工作强度增加，护理人员不同角色间发生冲突，担心家人健康却无法更好地照顾和陪伴；虽然竭尽全力地去救助，自己护理的新冠肺炎患者依然不幸离世，这些事件都会使护理人员感到自责和内疚。

（四）挫败和无助

当看到媒体报道一线工作人员的辛劳时，当看到新冠肺炎患者遭受疾病折磨时，当看到自己熟悉的同事或同学奔赴一线时，而自己却不能提供帮助和支持，一些护理人员就会出现挫败感和无力感。此外，医护人员的家属也可能对其工作不支持和不理解，媒体上医护人员被歧视和孤立事例的报道，这些均可能使护理工作者在这个特殊时期出现孤独感和无助感。

（五）其他躯体和行为表现

除了上述情绪变化外，护理工作者可能还会出现心慌、胸闷、出汗、坐立不安、烦躁、头晕、头痛、失眠等躯体不适和行为表现。

四、对策

（一）保持规律作息，坚持合理膳食

保持充足的睡眠、规律的作息、均衡饮食以及适当的运动，是获得良好的免疫能力以及健康的心理的前提。坚持合理膳食才能满足人体对能量和各种营养素的需要，每天的膳食尽量包括谷薯类、蔬菜水果类、畜禽鱼蛋奶类、大豆坚果类等多种类食物，适当地增加富含优质蛋白、维生素 A、维生素 C、铁、锌等食物的摄入，保证一日三餐，按时进行，能量分配合理。紧张、焦虑等情绪反应的出现，会导致个体食欲不振和消化不良等，所以饮食要尽量清淡，减少油炸、辛辣食物的摄入。少量多次，足量饮水，成年人每日饮水 1500 ～ 1700 ml，首选温热白开水，也可以选择淡茶水。按时睡觉，每天保证 7 小时以上的睡眠。适度运动，每天能够有半小时的活动，可以结合运动软件和网络视频，积极进行身体活动，如瑜伽、仰卧起坐等，减少久坐或躺卧等静息的生活时间。

（二）正确认识疾病和感染风险

通过官方平台发布的文件进行新型冠状病毒肺炎信息和知识的学习，比如卫健委发布的《新型冠状病毒感染的肺炎诊疗方案》《新型冠状病毒防控指南》等，从而加强对疾病的认识以掌握执行不同工作任务、处于不同工作区域时的防护方法及注意事项。工作中认真对待疫情，积极防护，但也不要有极端的"灾难化"思维。面对高强度、高负荷的临床工作，时间长了容易出现体力下降，注意力不集中，甚至出现自身防护的"懈怠"。因此，要学会"张弛有度"，短暂的放松是为了更好地完成工作任务，积极的防护是为了更好地坚守岗位，要始终重视自己的健康和防护。

(三) 注意心理调适，及时寻求支持

当出现心理问题时，护理工作者应该积极地接纳并勇敢地面对，可使用"情绪稳定化技术""放松训练"等技术，进行心理调适。

1. 情绪稳定化技术

(1) 正念冥想：情绪状态与免疫力密切相关，稳定的情绪是抵御病毒强有力的屏障，所以面对疫情，保持一个平静乐观的心态很重要。正念冥想是指在当下时刻对周围环境不带判断的保持有意识的觉察，简单地来说就是不加判断地观察当下的自己，不加判断地觉察自己的呼吸，不加判断地觉察自己的所思所想。正念冥想能帮助我们暂时从各种信息中抽离出来，培养专注当下的能力，释放焦虑和压力，稳定情绪。个体可以选择一个安静而舒适的环境，找一个舒适的姿势，盘腿而坐，开始正念冥想。刚开始练习时，脑中可能会冒出各种各样的想法或事件，不要排斥它们，而是要注意它们的存在；不要评判它们，而是试着接受它们，并试着将注意力转移到你的呼吸上。

(2) 躯体扫描：当面对疫情的时候或者重大的心理应激的时候，通常我们会有非常强烈的情绪反应，如紧张、焦虑等，出现这些反应的时候，我们的肌肉会不由自主地收缩，继而导致不明原因的躯体不适，比如说疼痛、怕冷怕热等，躯体扫描是正念的一种方式，可以帮助我们舒缓身心。练习过程中，个体先选取一个比较安稳的坐姿，把两只脚平放到地面上，尽量保持腰部是直立的，两只手轻轻地放于大腿之上，可以微微将眼闭上，把注意力从脚部逐渐转移到头部，感受各个部位不同的感觉，就像有一台 CT 一样，非常全

面地把 X 线射到我们的身上，其实这个射线就是我们的观察和注意力。

（3）蝴蝶拍技术：蝴蝶拍是一种常用的通过在躯体层面的自我安抚来寻求并促进心理稳定化的方法。简单地说，就是个体给自己一个"爱的拥抱"，就像是孩提时期，母亲的安慰一样，轻而缓慢，从而使内心达到重新安全和稳定。个体可以闭上眼或者半合着眼，可以用一个比较放松的姿势站着或坐着，将双臂交叉放在胸前，右手在左侧，左手在右侧，轻抱自己对侧的肩膀，双手交替摆动，轻拍双肩，就像扑动的蝴蝶翅膀一样，同时缓慢深呼吸，体会当时的思绪及身体感受，但不做任何批判，同时体验当下的安全感。

（4）安全岛技术：受疫情的影响，护理人员面对各种不断涌现的心理压力和情绪反应，这时个体便可以通过安全岛的练习，帮助放松身心，稳定情绪，消除紧张、焦虑、恐惧等负性体验。所谓安全岛，是指一个能使个体感到绝对舒适和惬意的场所，它可以位于世界上的任何一个地方，但最好脱离现实世界而只存在于想象空间。这个场所应该受到绝对的保护，拥有明确的边界，并且只有自己一个人才能进入。在这个场所里，个体绝对有能力阻止任何未受邀请的物种闯入，并不存在任何人际关系上的压力，如果感到孤单，可以随身携带一些友好亲密的物件。总而言之，在这个由个体想象的安全岛里，没有任何压力的存在，有的只是美好的、保护性的、充满爱意的东西。在指导语的帮助下，个体需要通过一定的时间，才能找到属于自己的安全岛，逐渐地让安全岛在内心清晰、明确起来。

（5）保险箱技术：保险箱技术是一种通过想象的方法来完成对负性情绪处理的技术，该技术简单易行。其原理是通过有意识地对内心积攒的负性情绪进行"打包封存"，从而使自我在较短的时间内从这些压力或负性情绪及消极观念中解放出来，使正常的心理功能得到恢复。在进行保险箱的练习过程中，工作者可以找到一个安全、安静的地方坐下或者躺着，首先，要想象出一个保险箱，保险箱要足够安全和坚固；然后，将各种压力以及压力感受、负性情绪等装入自己的保险箱，并且由自己掌管钥匙。让自己暂时封闭压力源和负性情绪，等自己状态好的时候再慢慢拿出来面对和处理。可以结合放松训练和遥控器技术进行练习。

（6）遥控器技术：遥控器技术是通过在内心构建一个"遥控器"，从而对危机事件后可能经常闪回的"图像"有着最佳的掌控力，常和保险箱技术一起使用。这种技术既能帮助个体直接提取自我的积极记忆及情绪，又能使个体直面压力事件及负性情绪，使个体从负性情绪切换到正性情绪的一种技术。在指导语的帮助下，个体通过练习，可以学习提取、标记并保留记忆中的美好画面，以便在需要时快速的将其提取出来，从而唤起内在的积极情绪；也可通过想象让个体面对负性情绪及相关的压力事件，让自己在不适中保持控制，并通一些技术来缓解不适感，从而使个体掌握调节负性情绪的方法。最终，个体可以实现心理的自由切换功能，如手握遥控器一般，让自己快速从消极状态跳转为积极状态。

2. 放松训练

（1）深呼吸训练：悠深而慢长的呼吸可以帮助我们舒缓紧绷的神经，减轻焦虑情绪。选择一个相对安静的地方，闭上眼，想象自己处于舒适、温暖的"安全岛"，尝试着放慢自己的呼吸，让呼吸变得如潮水般涨落，而负面情绪随着退潮被海水带走，带去很远的地方，只剩下"干净、祥和、平静"的自己。

（2）肌肉放松法：肌肉放松法是按照一定顺序使个体有意识地感受自身主要肌肉群的紧张和放松，从而达到放松全身，缓解生理乃至心理层面的高唤醒水平。在具体操作时，可采用平躺或端坐的姿势，放松顺序可遵循自上而下，从头到脚，反之亦可。

3. 寻求心理援助

要接受自己的"脆弱"，如出现明显而持久的情绪不稳定，通过自我心理调适，仍无法缓解，甚至严重影响工作和生活时，应及时寻求精神心理工作者的支持和帮助。

第六节　新冠肺炎防控期间院感的防控管理

一、概述

随着新冠肺炎疫情的蔓延，国家现已将该病纳入《中华人民共和国传染病防治法》规定的乙类传染病，并采取甲类传染病的预防、控制措施。国家卫生健康委办公厅《关于印发新型冠状病毒感染的肺炎防控方案（第五版）的通知》（国卫办疾控函〔2020〕150号）、《国家卫生健康委办公厅关于印发新型冠状病毒感染的肺炎防控中常见医用防护用品使用范围指引（试行）的通知》（国卫办疾控函〔2020〕80号）、《北京市卫生健康委员会关于印发北京市新型冠状病毒感染的肺炎医务人员防护指南的通知》《北京市医院感染管理质量控制和改进中心 北京市关于呼吸道传播性疾病（新型冠状病毒感染的肺炎）环境清洁消毒建议（试行）》《北京市卫生健康委关于新型冠状病毒感染的肺炎相关病例转运工作方案的通知》等相关文件对感染防控工作提出了明确的标准与要求，为有效地做好医院新型冠状病毒感染的肺炎医院感染防控工作，保护医务人员及医疗辅助人员的身体健康，维护正常医疗工作秩序，医院成立了医院感染预防与控制领导小组和工作小组，明确了工作职责，依政策、文件精神要求落实感染防控工作。真正做到，守土有责、守土担责、守土尽责。从医护人员的防护、患者安置、患者转运、环境消毒、涉疫医疗废物管理等，到新冠肺炎期间医院感染防控过程中所引出的问题与对策，全院人员，树立人人都是感染防控实践者的理念，将各项医院感染防控措施落实到位。

二、新冠肺炎医院感染防控

作为新冠肺炎定点筛查医院，医院在做好患者救治工作的同时，也要重视和加强隔离、消毒和防护工作，全面落实防止院内感染的各项措施，做好预检分诊工作，做好发热门诊、急诊及其他所有普通病区（房）的院感防控管理。在严格落实标准预防的基础上，强化接触传播、飞沫传播、粪口传播的感染防控。严格按照规范做好医疗器械、污染物品、物体表面、地面等的清洁与消毒，按要求进行空气消毒，最大限度减少新型冠状病毒在医疗机构内的传播风险。下面详述防控措施及标准。

（一）护理人员防护

1. 手卫生

（1）洗手与卫生手消毒指征

1）下列情况医务人员应洗手和（或）使用手消毒剂进行卫生手消毒：

①接触患者前；

②清洁、无菌操作前，包括进行侵入性操作前；

③暴露患者体液风险后，包括接触患者黏膜、破损皮肤或伤口、血液、体液、分泌物、排泄物、伤口敷料之后；

④接触患者后；

⑤接触患者周围环境后，包括接触患者周围的医疗相关器械、

用具等物体表面后。

2）当手部有血液或其他体液等肉眼可见的污染时应洗手。

3）当手部没有肉眼可见污染时，宜使用手消毒剂进行卫生手消毒。

4）下列情况时医务人员应先洗手，然后进行卫生手消毒：

①接触疑似或确诊患者的血液、体液和分泌物以及被其污染的物品后；

②直接为疑似或确诊患者进行检查、治疗、护理或处理疑似或确诊患者污物之后。

（2）医务人员洗手方法

严格按《医务人员手卫生规范》规定的"七步洗手法——内、外、夹、弓、大、立、腕"执行。

（3）戴手套不等于手卫生

注：氯己定对冠状病毒无效，宜使用含氯、乙醇或过氧化氢的手消毒剂。

（4）手卫生措施：选用含醇速干手消毒剂或醇类复配速干手消毒剂，或直接用75%乙醇进行擦拭消毒；醇类过敏者、可选择素铵盐类等有效的非醇类手消毒剂；特殊条件下，也可使用3%过氧化氢消毒剂，0.5%碘伏或0.05%含氯消毒剂等擦拭或浸泡双手，并适当延长消毒作用时间。有肉眼可见污染物时应先使用洗手液在流动水下洗手，然后按上述方法消毒。

2．防护标准

（1）暴露风险分级

1）低风险：间接接触患者，如护理查房等。

2）中风险：直接接触患者，如穿刺、注射等（建议有黏膜或体腔接触的查体，无体液喷溅风险的有创操作，如深静脉穿刺等）。

3）高风险：有血液、体液、分泌物等喷溅或可能产生气溶胶的操作或手术等，如咽拭子采集、吸痰、口腔护理、气管插管、无创通气、气管切开、心肺复苏等。

（2）防护用品选择

1）低风险操作：工作服或加穿隔离衣、医用外科口罩、工作帽、手卫生。

2）中风险操作：工作服并加穿隔离衣、医用外科口罩/医用防护口罩、工作帽、防护面屏/护目镜、手套、手卫生。

3）高风险操作：医用防护服（一次性）、隔离衣、医用防护口罩、工作帽、防护面屏/护目镜、双层手套、手卫生。操作应当在通风良好的房间内进行，房间中人数限制在患者所需护理和支持的最低数量。

（3）防护建议

1）一般科室：从事诊疗活动期间均应穿戴工作服、医用外科口罩，并定期更换，根据情况选择性工作帽（一次性），注意手卫生。

2）发热门诊、呼吸内科、急诊、儿科等重点科室：应穿戴工作服、工作帽（一次性）、医用外科口罩，视暴露风险加穿个人防护装备，可加穿隔离衣（一次性）、医用防护口罩（N95 及以上）、防护面屏/护目镜、鞋套/靴套等，注意手卫生等。

3）参与手术护理人员：除急诊手术外，疫情流行期应详细了解手术患者的流行病学史，宜监测体温，观察 14 天后再安排择期手术，参与手术人员防护与日常手术个人防护相同建议穿防液体渗漏的手术衣（一次性）。急诊手术可根据手术风险加戴医用防护口罩（N95 及以上）、防护面屏/护目镜等，注意手卫生。

4）病例（疑似病例、确诊病例）和感染者（轻症病例、无症状感染者）转运/陪检人员建议穿戴工作服、工作帽（一次性）、手套、医用防护服（一次性）、医用防护口罩（N95 及以上）、根据是否有喷溅性操作，选择防护面屏 / 护目镜、工作鞋 / 胶靴、鞋套 / 靴套等，注意手卫生。

5）标本采集人员建议穿戴工作服、工作帽（一次性）、双层手套、医用防护服（一次性）、医用防护口罩（N95 及以上）、防护面屏 / 护目镜，必要时，可加穿防水围裙 / 防水隔离衣，鞋套 / 靴套，注意手卫生。

（4）不同区域的防护建议

1）预检分诊点：落实预检分诊制度，加强指引工作，医务人员穿戴工作帽（一次性）、医用外科口罩、工作服，穿隔离衣，做好预检分诊登记。

2）发热门诊：发热门诊出入口应设速干手消毒剂等手卫生设施，其他区域配备符合要求、数量充足的手卫生设施。诊疗区域加强通风。个人防护用品应符合要求、数量充足。日常诊疗活动穿戴工作服、工作帽（一次性）、医用外科口罩 / 医用防护口罩、隔离衣；采集呼吸道标本时，戴医用防护口罩和防护面屏 / 护目镜；接触血液、体液、分泌物或排泄物时加戴乳胶手套，戴口罩前和摘口罩后应做手卫生操作。气管插管、支气管检查、气道护理和吸痰等可能发生气溶胶或喷溅操作时，穿戴医用防护口罩、防护面屏 / 护目镜、乳胶手套、穿医用防护服（一次性），可加穿一次性防渗透隔离衣，必要时佩戴呼吸头罩。医疗机构应当为患者及陪同人员提供医用外科口罩并指导其正确佩戴。进出发热门诊和留观病房，正确穿脱防护用品。医务人员应当掌握新型冠状病毒感染的流行病学特点与临床特征，按照诊疗规范进行患者筛查，对疑似 / 确诊患者立即采取隔离措施并及时报告。患者转出后进行终末清洁消毒处理。

3）急诊与一般临床科室：落实预检分诊制度，合理设置隔离区域，医务人员严格执行标准预防，根据暴露风险选择个人防护装备，实施急诊气管插管等感染性职业暴露风险较高的诊疗措施时，应当按照接治确诊患者的高风险防护要求采取防护措施。

4）疑似病例观察区、留观病房、隔离病区及医学观察场所

①工作人员建议穿戴工作服、工作帽（一次性）、手套、医用防护服（一次性）、医用防护口罩（N95 及以上）/动力送风过滤式呼吸器、防护面屏/护目镜、工作鞋/胶靴、防水靴套等，注意手卫生。

②对疑似/确诊患者应当及时采取隔离措施，疑似患者和确诊患者应当分开安置；疑似患者进行单间隔离，经病原学确诊的患者可以同室安置。

③在实施标准预防的基础上，采取接触隔离、飞沫隔离和空气隔离等措施。具体措施包括：

a．进出隔离病房，正确实施手卫生及防护用品的穿脱流程。

b．制订医务人员穿脱防护用品的流程；制作流程图和配置穿衣镜。配备熟练感染防控技术的人员督导医务人员防护用品的穿脱，防止污染。

c．用于诊疗疑似/确诊患者的听诊器、体温计、血压计等医疗器具及护理物品应当专人专用。若条件有限，不能保障医疗器具专人专用时，每次使用后应当进行规范的清洁和消毒。

d．重症患者应当收治在重症监护病房或者具备监护和抢救条件的病室，收治重症患者的监护病房/具备监护和抢救条件的病室不得收治其他患者。

（5）普通病区

1）个人防护装备同一般临床科室，做好手卫生。应当设置应急隔离病室，用于疑似/确诊患者的隔离与救治，建立相关工作制度及流程，备有充足的应对急性呼吸道传染病的消毒和防护用品。

2）病区（房）内发现疑似/确诊患者，启动相关应急预案和工

作流程，按规范要求实施及时有效隔离、救治和转诊。

3）发现疑似/确诊患者后在等待转出时宜专人诊疗与护理，限制无关医务人员的出入，原则上不探视或限制探视；有条件的可以安置在负压病房。严格执行病房日常清洁消毒和终末清洁消毒并记录。

4）等候转诊期间对患者采取有效的隔离和救治措施。

5）患者转出后对其接触环境进行终末清洁消毒处理并记录。

（6）手术区域：合理安排手术，加强术前麻醉评估，严格筛查手术前患者体温监测，询问流行病学史。负压手术间防护要求同日常手术管理，根据情况可选择防渗透的手术衣及穿戴防护面屏/护目镜、医用防护口罩等。

（7）医技检查区域：加强通风、加强患者检查当日的发热情况筛查及流行病学史询问，避免人员聚集，仅安排检查所需必要陪护人员，防护装备同一般临床科室。接诊疑似/确诊病例，医技检查区域工作人员同疑似病例观察区域人员防护要求，做好手卫生。

（8）医疗区公共区域：加强通风，增加清洁消毒频次并记录，进入公共区域开展体温筛查，建议佩戴医用口罩，做好手卫生。

（9）办公区域：加强通风，避免人员聚集，增加清洁消毒频次并记录，进入公共区域开展体温筛查。可选择佩戴医用口罩，注意身体状况，做好手卫生。

（二）患者安置

1．预检分诊　做好预检分诊，指导发热患者正确佩戴外科口罩，做好宣教，在就诊过程中注意呼吸卫生、咳嗽礼仪和手部卫生。

2．安全距离　按预案要求进行分区诊疗，患者间距宜＞1米。

3．疑似患者安置　疑似新型冠状病毒感染者宜单间隔离，等待流调及转运。等待期间尽可能安排专人诊疗护理，尽量使用一次性用品或专用设备。

除非医疗必须尽量避免患者移动或运送至病室或治疗区域外，确需转运的应使用路途最短、人流最少的路线，转运前与接收科室做好沟通，提前做好防控措施。

4．探视制度　严格探视制度，禁止家属到病房进行探视。如因病情变化需要及手术相关要求，医院通知家属来院的，须填写准入证，医务人员做好患者家属的宣教，指导其手卫生、戴口罩。

（三）转运管理

1．转运原则　除非医疗必须尽量避免患者移动或运送至病室或治疗区域外，确需转运的应使用路途最短、人流最少的路线，转运前与接收科室做好沟通，提前做好防控措施。

2．转运车辆要求　转运救护车车辆车载医疗设备（包括担架）专车专用，驾驶室与车厢严格密封隔离，车内设专门的污染物品放置区域，配备防护用品、消毒液、快速手消毒剂。

3．转运流程　转运人员穿、戴防护用品→患者戴医用外科口罩（病情允许）→将患者安置在转运车→将患者转运至接收科室→车辆及设备消毒。

4．转运前后医务人员防护

（1）转运前，医务人员需穿工作服，戴手套、工作帽、医用防护口罩，穿防护服、鞋套，必要时，穿隔离衣。

（2）医务人员转运新冠肺炎患者或疑似感染患者后，须及时更换全套防护用品，及时进行手卫生，下班前沐浴更衣。

5．转运车辆、医疗用品及设备消毒　转运结束后，运送工具如担架、平车等物体表面采用 1000 mg/L 含氯消毒剂擦拭消毒。转运车参照终末消毒流程，使用过氧化氢或 1000 mg/L 含氯消毒剂进行全面喷雾（30 min）—常规擦拭清洁消毒（30 min）—再喷雾（30min）—通风。

（四）消毒管理

1．日常清洁消毒　急诊、感染疾病科、儿科增加环境清洁消毒频次，每日 4 次以上，并加强通风，人流量大时，增加消毒频次，保持空气消毒机持续开放。

2．随时消毒　有可疑传染源存在时，对可能污染的环境和物品及时进行消毒。在日常消毒的基础上，适当增加通风及空气消毒频次。在有人的情况下，不建议喷洒消毒。患者隔离的场所可采取排风（包括自然通风和机械排风）措施，保持室内空气流通。每日通风 2～3 次，每次不少于 30 分钟。也可采用循环风空气消毒机进行空气消毒。无人条件下还可用紫外线对空气进行消毒，用紫外线消毒时，可适当延长照射时间到 1 小时以上。护理人员和陪护人员在诊疗、护理工作结束后应洗手并消毒。

3．终末消毒　对有疑似新冠肺炎患者留观的病室等，患者转出后使用过氧化氢或 1000 mg/L 含氯消毒剂进行全面喷雾（30 min）—常规擦拭清洁消毒（30 min）—再喷雾（30 min）—通风（联系区域保洁主管）。喷雾消毒时应关闭门窗。转运车进行终末消毒。

4．污染物（患者血液、分泌物、呕吐物和排泄物）处理

（1）少量污染物可用一次性吸水材料（如纱布、抹布等）蘸取 5000～10 000 mg/L 的含氯消毒液（或能达到高水平消毒的消毒湿巾/干巾）小心移除。

（2）大量污染物应使用含吸水成分的消毒粉或漂白粉完全覆盖，或用一次性吸水材料完全覆盖后用足量的 5000～10 000 mg/L 的含氯消毒液浇在吸水材料上，作用 30 分钟以上（或能达到高水平消毒的消毒干巾），小心清除干净。清除过程中避免接触污染物，清理的污染物按医疗废物集中处置。

5．地面、墙壁消毒　有肉眼可见的污染物时，应先完全清除污染物再消毒。无肉眼可见污染物时，可用 1000 mg/L 的含氯消

液或喷洒消毒。地面消毒先由外向内喷洒一次，喷药量为 100～300 ml/m²，待室内消毒完毕后，再由内向外重复喷洒一次。消毒作用时间应不少于 30 分钟。

6．物体表面消毒　诊疗设施设备表面以及床围栏、床头柜、家具、门把手、家居用品等有肉眼可见污染物时，应先完全清除污染物再消毒。无肉眼可见污染物时，用 1000 mg/L 的含氯消毒剂进行喷洒、擦拭或浸泡消毒，作用 30 分钟后清水擦拭干净。

7．诊疗器械、器具和用品的消毒

（1）尽可能使用一次性的诊疗器械、器具和物品，使用后按照感染性医疗废物处理。

（2）听诊器、输液泵、血压计等常用物品每次使用后采用 1000 mg/L 含氯消毒剂，进行喷洒、擦拭或浸泡消毒，作用 30 分钟后清水擦拭干净或 75% 乙醇擦拭消毒。血压计袖带如被血液、体液污染应使用 5000～10 000 mg/L 有效氯消毒液浸泡至少作用 30 min。

（3）体温计每次使用后采用 1000 mg/L 含氯消毒剂浸泡 30 分钟，清洗干燥后备用；或专人专用，每次使用后采用 75% 乙醇擦拭消毒。

8．疑似 / 确诊新冠肺炎患者使用后的器械、器具及物品消毒　疑似 / 确诊新冠肺炎患者使用后的器械、器具及物品立即将器械放入双层黄色医用垃圾袋内应用 2000 mg/L 的含氯消毒剂将器械完全淋透系紧袋口放入硬质纸箱、密封、纸箱外红色记号笔注明"新冠器械"并标明物品名称后送至消毒供应中心，消毒供应中心专人、专车、专线进行回收并消毒。

9．门诊诊室消毒

（1）普通诊室：医师出诊结束后开窗户通风 30 分钟，使用含氯消毒液 500 mg/L 擦拭诊室物品、桌面，使用含氯消毒液 1000 mg/L 擦拭地面。

（2）呼吸内科诊室：医师出诊结束后开窗户通风 30 分钟，使用含氯消毒液 1000 mg/L 擦拭诊室桌面、地面及诊室物品。

（3）疑似患者就诊诊室：紫外线消毒 30 分钟后，开窗通风 30 分钟并使用含氯消毒液 1000 mg/L 擦拭诊室桌面、地面及诊室物品。

（4）诊室消毒时间：上午及下午医师出诊结束后进行消毒。

（五）涉疫情医疗废物处理流程

1．涉疫情医疗废物　指在感染疾病科、儿科感染诊区以及所有涉及筛查、诊治疑似和新冠肺炎人员产生的医疗废物和生活垃圾。

2．涉疫情医疗废物管理

（1）各区域对"涉疫情医疗废物"要做到专人管理，及时收集，做好记录，分类存放，专车运输，定点处置。

（2）使用双层医疗废物包装袋包装，满 3/4 后喷洒 1000 mg/L 含氯消毒剂（垃圾袋内外均需喷洒），进行密封包装，装入一次性耐压硬质纸箱内并密封，密封后禁止打开，纸箱表面用红色记号笔标注"新冠医废"，放于指定的医疗废物临时收集点，与医院指定的专职收集人员签字交接、转运至医疗废物暂存处。医疗废物收走后，临时存放地再次喷洒 1000 mg/L 含氯消毒剂。

（3）明确告知收运单位该批次医疗废物为涉疫情医疗废物。

（4）不与其他医疗废物混装。

（5）加强对医疗废物和相关设施的消毒以及操作人员的个人防护和日常体温监测工作。

（六）患者尸体的处理流程

新冠肺炎疑似或确诊患者死亡的，要尽量减少尸体移动和搬运，由经培训的工作人员在严密防护下及时进行处理。用 3000 ～ 5000 mg/L 的含氯消毒剂或 0.5% 过氧乙酸棉球或纱布填塞患者的口、鼻、耳、肛门等所有开放通道；用浸有消毒液的双层布单包裹尸体，装入双层尸体袋中，由专用车辆直接送至指定地点火化。患者住院期间的个人物品经消毒后方可随患者或家属带回家。

三、新冠肺炎期间院感防控管理的问题及对策

（一）普通病房如发现疑似或确诊患者消毒隔离如何处理？

1．普通病房有患者出现发热、咳嗽、咽痛、胸闷、呼吸困难、乏力、恶心呕吐、腹泻、结膜炎、肌肉酸痛等可疑症状时，该病房所有患者尽可能单间隔离，并立即做相应检查并联系会诊。

2．有患者家属及医务人员（未做有效防护措施）与可疑患者有密切接触的，应居家隔离 14 天。

3．疑似或确诊患者病情允许时，患者应佩戴外科口罩，原则上不设陪护。

4．疑似或确诊患者不能离开病房，且严禁患者之间相互接触。

（二）可复用器械器具和物品的处置流程

1．回收的器械、器具和物品（如可复用的呼吸机管路、面罩等），均应先浸泡于含有效氯 1000 ~ 2000 mg/L 的含氯消毒液中作用 30 ~ 60 分钟消毒，再按照清洗—消毒—干燥—灭菌等常规流程进行处理，灭菌首选压力蒸汽灭菌，不耐热物品可用低温灭菌。

2．防护面罩或眼罩如需重复使用，可根据情况集中进行消毒，先用含有效氯 1000 ~ 2000 mg/L 的含氯消毒液中浸泡 30 ~ 60 分钟消毒，流动水漂洗干净，禁水的可以使用 75% 乙醇擦拭。根据说明书，可选择高温干燥柜进行热力干燥，有条件的医院也可进行机械热力消毒或低温灭菌。

3．去污区应设置"特殊感染器械"处置专区，有专用浸泡池及清洗消毒器。清洗、消毒剂一用一更换，清洗用的洁具及清

洗消毒器一用一消毒，工作台面、设备及物表可应选用含有效氯1000 mg/L 的含氯消毒液擦拭消毒，每日工作结束后进行终末消毒。

4. 清洗洁具可选用含有效氯 1000 mg/L 的含氯消毒液浸泡或擦拭消毒，作用 30 分钟后用流动水冲洗或清水擦拭干净，干燥存放；也可选用机械热力消毒处理。

（三）织物的处理流程

1. 一次性织物　建议按涉疫情医疗废物（采用双层黄色医疗垃圾袋）进行处置，详见前文"涉疫情医疗废物处理流程"。

2. 需重复使用的织物　污染织物使用专有洗涤流程：设置专用区域及专用洗衣设备同时设专人管理，污染织物预处理先使用 1000 mg/L 含氯消毒剂进行浸泡 30 min，洗涤温度提高到 80 ～ 90℃，专机洗涤 20 min。

（四）做好医疗辅助人员的防护工作

1. 环境清洁消毒人员（涉疫）建议穿戴工作服、工作帽（一次性）、一次性手套和长袖加厚乳胶手套、医用防护服（一次性）、医用防护口罩（N95 及以上）、防护面屏 / 护目镜，必要时，加穿防水围裙 / 防水隔离衣、鞋套 / 靴套，注意手卫生。

2. 标本运送人员　配送人员建议穿戴工作服、工作帽（一次性）、医用外科口罩，用标本转运箱进行标本运送，注意手卫生。转运车辆司机佩戴医用外科口罩，注意手卫生，做好个人安全防护。

3. 尸体处理人员　建议穿戴工作服、工作帽（一次性）、手套和长袖加厚乳胶手套、医用防护服（一次性）、医用防护口罩（N95 及以上）、防护面屏 / 护目镜、防水围裙 / 防水隔离衣、鞋套 / 靴套等，注意手卫生。

（五）员工宿舍居家消毒流程

1．宿舍保持清洁，加强卫生管理，按要求开窗通风。每天通风 2～3 次，每次至少 30 分钟。

2．在工作和生活场所设置充足的洗手液等卫生用品。

3．预防性消毒　以通风换气为主，同时对地面、墙壁等物体表面和物品进行预防性消毒。

（1）地面、墙壁：配制浓度为 1000 mg/L 含氯消毒液。消毒作用时间应不少于 15 分钟。

（2）桌面、门把手、水龙头等物体表面：配制浓度为 500 mg/L 含氯消毒液。作用 30 分钟，然后用清水擦拭干净。

（3）食品用具：煮沸或流通蒸汽消毒 15～30 分钟；也可用有效氯为 500 mg/L 含氯消毒液浸泡，作用 30 分钟后，再用清水洗净。

（4）毛巾、衣物被褥等织物：配制浓度为 250 mg/L 的含氯消毒剂溶液。浸泡 15～30 分钟，然后清洗。也可用流通蒸汽或煮沸消毒 15 分钟。

（5）注意事项：以清洁为主，预防性消毒为辅，避免过度消毒。针对不同消毒对象，应按照上述使用浓度、作用时间和消毒方法进行消毒，以确保消毒效果。消毒剂具有一定的毒性刺激性，配制和使用时应注意个人防护，戴防护眼镜、口罩和手套等；同时消毒剂具有一定的腐蚀性，注意消毒后用清水擦拭，防止对消毒物品造成损坏。

（六）不同区域环境清洁消毒应用含氯消毒剂有何差异？

不同区域和环境，在处理完不同情况的患者后，消毒剂的浓度和方式均有差异，表 1-6-1 所列为所用的含氯消毒剂的不同浓度在不同环境的应用。

表 1-6-1　不同区域环境清洁消毒应用含氯消毒剂差异表

区域	消毒对象	消毒方式	消毒液浓度	建议次数
公共区域	地面	擦拭	500 mg/L	2 次 / 天
	公共卫生间	擦拭	1000 mg/L	4 次 / 天
	公用电梯间	擦拭	500 mg/L	4 次 / 天
	门帘	擦拭	500 mg/L	2 ～ 4 次 / 天
	水龙头、门把手等	擦拭	500 mg/L	4 次 / 天
诊区	普通诊室	擦拭	物品 500 mg/L 地面 1000 mg/L	出诊结束
	呼吸内科诊室	擦拭	1000 mg/L	出诊结束
	疑似患者就诊诊室	擦拭	1000 mg/L	出诊结束
食堂	环境及物体表面	擦拭	500 mg/L	餐后消毒
车辆	办公车辆	擦拭	车把手 500 mg/L，一般物表 250 mg/L	2 次 / 天
	院区间班车	擦拭	500 mg/L	2 次 / 天
员工宿舍	地面、墙壁	擦拭	1000 mg/L	清洁为住，消毒为辅
	桌面、门把手、水龙头等物体表面	擦拭	500 mg/L	
	食品用具	浸泡	500 mg/L	
	日常用毛巾衣物等	浸泡	250 mg/L	
终末消毒	环境	喷雾、擦拭	1000 mg/L	2 次
尸体	腔道	填塞	3000 ～ 5000 mg/L	
涉疫织物	织物	浸泡	1000 mg/L	污染后

第二章　新冠肺炎疫情防控期间各专科护理管理

第一节　新冠肺炎疫情防控期间发热门诊及隔离病区的护理管理

新型冠状病毒肺炎（简称"新冠肺炎"）是新近发现的与新型冠状病毒（COVID-19）感染有关的疾病。该病传染性极强，人群普遍易感，且有聚集发病现象。2020 年 1 月 20 日被国家卫生健康委员会列为乙类传染病，并采取甲类传染病的预防、控制措施。面对突如其来的疫情，如何建立迅速反应机制，制订应急预案，做到早发现、早隔离、早报告和早治疗，发热门诊在实际接诊治疗中发挥关键作用。

一、科室特点

（一）人员特点

疫情防控期间各综合医院的门诊量、住院患者、手术患者数量都有了较大幅度的下降。各地针对慢性疾病患者的长期用药问题也延长了开药的时限，尽量减少患者医院到诊的需求。但是，发热门诊是疫情防控期间患者看病的刚需，属于人群密集的场所，也是院内感染的高发地，同时由于发热患者流动性大，加之有新冠肺炎确诊或疑似患者需要甄别，为了避免发生诊疗过程中的医院感染，医护人员工作内容和难度大幅增加。医院感染主要是指患者在院内获得的感染，可在一定程度上加重患者的病情，影响患者康复的速度，由此对医疗服务质量产生一定的负面影响。

（二）布局和硬件特点

到发热门诊就诊的患者多为呼吸道传染病，常具有一定的传染性，往往在呼吸道传染病疫情发生时，需要根据国家卫生管理部门指示启动预防、预警机制。疫情防控期间，在完成常规诊疗护理的基础上，围绕疫情防控做好发热门诊的管理工作，对保证医务人员、患者及家属的健康安全至关重要。

北京大学第三医院的发热门诊是一个独立的区域，与其他诊区和病房分开，由地下一层、一层和二层组成。各层均分为清洁区、缓冲区和污染区。一层为普通患者就诊区，二层为新冠肺炎患者就诊区及隔离留观区，地下一层为新冠肺炎患者隔离留观区。

二、疫情防控期间发热门诊的管理

发热门诊的疫情防控需要医生、护理人员、技师、卫生员、医辅人员配餐员、门卫等所有员工的共同努力和密切配合，日常工作流程也需要相应改变。

（一）工作流程

1. 实行预检分诊，详见图 2-1-1

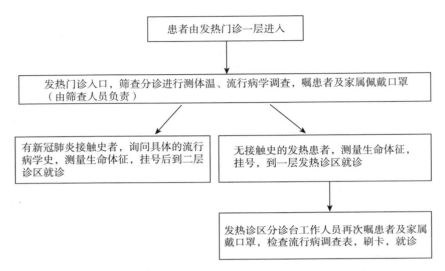

图 2-1-1　新冠肺炎疫情防控期间发热门诊预检分诊流程图

（1）设立预检分诊台：发热门诊分诊台应前移至发热门诊入口处，使患者一进入发热门诊诊区就立刻接受流行病学调查，流行病学史阳性和阴性患者分区就诊。预检分诊台设立在发热门诊最靠近门口的位置，相对独立，通风良好，标识醒目，能够有效地引导患者先到预检分诊台就诊。分诊台配备非接触式红外线体温枪、一次性使用外科口罩、指脉血氧饱和度仪、就诊患者信息登记本、手消毒剂、卫生消毒湿巾、疾病宣教单。

（2）填写流行病学调查表：由筛查分诊台向患者发放流行病学调查表，患者进入发热门诊诊区后第一时间填写，交由护士核对。这样可以及时筛出流行病学史阳性的患者，引导到专门诊区候诊和就诊。

（3）医生核实并深入流调：护士将流行病学史阳性患者分诊至

专门的筛查诊室就诊。筛查诊室医生核实并深入了解患者的流行病学信息。必要时通过网络查询患者外出所乘火车/航班内是否有确诊患者，患者居住社区是否有确诊患者，患者所接触疑似/确诊患者信息，并结合与患者先后发病的其他家庭成员或聚集发病病例情况，判断患者流行病学史是否有意义。根据最新新冠肺炎诊治指南明确患者是否为疑似新冠肺炎患者，并完成进一步的诊疗；护士将流行病学史阴性患者分诊至普通发热诊室就诊。普通发热接诊医生仍需再次详细询问患者流行病学史，并完善必要的检查检验，对不能除外新冠肺炎的患者，引导至筛查诊室或收住至隔离留观病房进一步明确诊断。

（4）完善各护理岗岗位职责：改变常规护士都在前台工作的模式，分诊人员按照各自岗位职责开展工作。①接诊班：负责测量体温、血氧饱和度、血压，询问患者的病史，进行信息登记，应用语音广播进行疾病知识、就诊流程宣教，指导就诊的患者及家属正确佩带口罩，指导患者候诊。②巡视机动班：负责分流患者，观察候诊患者病情变化，安排急危重症患者优先就诊，维持候诊秩序。③治疗护理班：根据医嘱为患者实施护理和治疗，包括药疗、氧疗、个性化的心理支持、健康宣教及其他方面的治疗和护理，并协助患者完成生活护理，进行消毒隔离工作等。

2. 强化分区隔离管理

根据预检分诊工作，发热门诊对不同流行病学史的患者进行分区接诊，尽量避免交叉感染，发热门诊诊区严格按照传染病病区要求进行设置，分为清洁区、缓冲区和污染区，医务人员和患者分别有专用通道。污染区为发热患者就诊和留观区域，分为普通发热患者诊区、新冠肺炎筛查患者专用诊区，并增设新冠肺炎疑似患者留观病房等。各区相对独立，避免交叉感染。就诊患者一定要按照标识和医护人员的引导进行就诊，避免误闯误入；需要外出检查或者院内转运时，去专用检查室，由专人陪护，走专用路线，并及时做好消毒。

（1）设立预检专用诊室和疑似患者留观病区。在一个独立的区域设立专门诊室用于接诊新冠肺炎流行病学史阳性患者。经筛查分诊台进行初步流调，具备阳性流行病学史的患者由医务人员引导至专用诊室就诊，避免与普通发热患者同时就诊，疑似患者收治至二楼的疑似患者隔离留观区，专区专护，将隔离留观区的病室改为单人间，原则上禁止探视和陪住，避免交叉感染。

1）留观病区分为重症留观病房和轻症留观病房两层，分区管理，地下留观病房收治轻症留观患者，重症患者和高度疑似新冠肺炎的患者收住于二层留观病房，护理人员先巡视新冠肺炎疑似患者，再巡视确诊的新冠肺炎患者。巡视后，一次性隔离衣用含氯消毒液（1000 mg/L）喷雾后，进入下一个房间。为患者进行暴露风险高或近距离操作时，需更换隔离衣。一般操作如输液、抽血、问病史等，进行手卫生消毒（因手消毒液增加手套通透性，手消5次后，在楼道更换外层手套）、隔离衣喷洒含氯消毒液。

2）留观患者的收治和转运。收治疑似新冠肺炎患者时，将患者安置在单间，嘱患者佩戴医用外科口罩。患者如需转运，护士为患者做好健康宣教，协助患者整理物品，等待转院。急救车到达，医生陪同患者由东侧电梯下楼，与转运人员做好交接。责任护士通知保洁员，进行病室及转运通道终末消毒处理，用过氧化氢或1000 mg/L 含氯消毒剂进行全面消毒：喷雾（30 min）—常规擦拭清洁消毒（30min）—再喷雾（30 min）—通风，喷雾消毒时应关闭门窗。

（2）普通发热诊区的接诊。分诊台经筛查初步流调流行病学史阴性的患者指引至普通发热诊区就诊，普通发热接诊医生仍需再次详细询问患者流行病学史，并完善必要的检查检验，对不能除外新冠肺炎的患者引导至筛查诊室或收住至隔离留观病房进一步明确诊断。

（二）人员管理
1. 建立应急工作组织架构（图2-1-2）

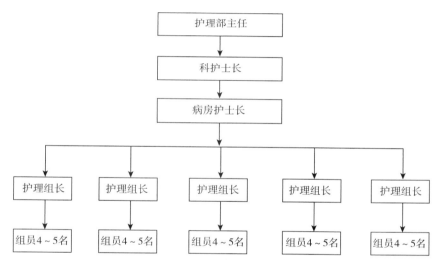

图 2-1-2　新冠肺炎防控期间发热门诊应急工作组织架构图

在疫情初期，为加强发热门诊的护理管理，防止疾病扩散，预防交叉感染，保障人民群众健康，护理部派富有管理经验的科护士长作为防控专员常驻发热门诊，协助建立应急管理组织架构，调配人力资源和后勤物资，完善相关制度和流程，督导各项制度的落实。护士长在护理部、医务处、感染办、后勤保障等各部门的领导协调开展新冠肺炎的防控工作，护士长任病区防控小组组长，各护理组组长担任防控组员，制订并完善新冠肺炎防控相关制度、预案和流程，切实保障防控部署的落实。

2．工作人员管理（医护、技师、保洁、医辅、门卫）培训

（1）加强属地化多维度培训。该病传染性极强，一旦医护人员感染会造成疾病更大范围的流行。因此，严防护理人员感染、保证医院内无交叉感染，也是进行人力资源管理时需首要解决的问题，此时严格培训尤为重要。病区采用属地化多维度培训，组织院内相关专家建立新冠肺炎防治知识库，并根据新冠肺炎的最新研究和诊疗进展实时更新，内容包括新冠肺炎的流行病学特点、诊断标准、临床表现、治疗用药原则、防护方法、流程、指南等，形式包括视频、幻灯等。为了提高学习效率和减少人员聚集，这部分内容通过医院内部网发布，由全院医务人员自学。护理部梳理、整合了与新冠肺炎临床护理密切相关的内容，包括诊治方案、病情观察和护理重点、防护用品使用流程、传染病隔离患者的心理护理、隔离区域的布局与管理、病区的消毒隔离制度等，并及时针对培训效果进行评价，做到培训不达标不上岗，并在实际工作中进一步督导，确保培训到位，落实到位，防控有效。

（2）岗位防护分区要求。岗位培训和防护分区要求，每日由专职人员及护理组长检查医务人员的防护是否合格，合格后方可进入工作区域。

1）普通发热急诊区的医护人员。①工作内容：接诊无明确流行病学史的患者，不排除有新冠肺炎患者，为发热患者采鼻拭子做检测，存在可能产生喷溅的操作。②防护要求：手卫生，戴工作帽、医用防护口罩（必要时加用医用外科口罩），穿工作服、防护服（布）双层手套、隔离衣，戴防护面屏／护目镜，穿靴套、鞋套。

2）筛查门诊和留观病房的医护人员。①工作内容：接诊有明确流行病学史患者，管理疑似和确诊新冠肺炎患者，为疑似新冠肺炎患者采咽拭子，存在可能产生喷溅的操作。②防护要求：手卫生、戴工作帽、医用防护口罩，加戴医用外科口罩，穿工作服、防护服

（一次性），戴双层手套，穿隔离衣（一次性），戴防护面屏／护目镜，穿双层鞋套。

3）留观病房的医护人员病房查房要求：先查看疑似患者，再查看确诊患者。

（3）其他工作人员实行属地化管理。药房、检验科、收费处、放射科及维修人的员工相对固定，应设定小组长，人员轮换时做好防护培训。工作人员严格按照医院防护要求做好个人防护。遵守医院工作流程，清洁区穿防护服、相应区域按指示流程脱防护用品，沐浴更衣。污染区内有突发事件，需要有临时人员进入时，与护士沟通，护士负责联系相关人员，上报护士长，发放防护用品，做好防护。

3．患者管理　护士监督患者就诊全程均正确佩戴口罩，候诊、就诊、缴费、检验、检查、治疗时患者间距尽可能大于1米，为患者提供洗手设施，以减少交叉感染的机会。在分诊间隙利用广播音频和视频，不定时在候诊区域宣教就医指南和各种知识，保证患者安全、放心就医，并如实配合医务人员流调。

4．陪同探视人员管理　发热隔离区禁止家属探视、陪住。重症患者或生活不能自理患者家属，在知情同意前提下可陪住，充分交代交叉感染风险，必要时签署告知书。陪住家属佩戴手套、口罩，穿隔离衣。患者及陪住家属统一订餐，在隔离病房内必须佩戴口罩，不得随意在楼道走动、不得进出其他病室。患者家属不能同时进餐，家属与患者距离尽量大于1米，患者脱口罩进餐时尽量在通风口附近。避免患者和陪住家属同时摘口罩。

5．保洁员管理　清洁区保洁员佩戴口罩、帽子，穿工作服，戴手套。污染区保洁员佩戴口罩、帽子，穿防护服、隔离衣及戴双层手套，做好防护，污染区卫生员打扫顺序由轻污到重污，先打扫一层普通发热诊区，再打扫地下一层新冠肺炎患者隔离留观区和二层留观病房，临时需要串楼层时隔离衣喷洒含氯消毒液（1000 mg/L），更换手套、鞋套。

6. 防护用品管理　防护用品设专人管理，根据发热门诊病房工作量及岗位，做好请领计划，按时领取防护用品，每日清点库存，防止丢失，避免浪费。根据新冠肺炎流行期间不同人员个人防护指导原则发放防护用品。医护人员每班发放一次性防护用品，维修人员按需发放，领用人签字确认，按照院内表格定期做好数据维护及管理。

（三）加强消毒隔离

疫情期间，发热门诊应严格按照《医疗机构消毒技术规范》《医院空气净化管理规范》《医疗机构内新型冠状病毒感染预防与控制技术指南（第一版）》和《新型冠状病毒感染的肺炎防护中常见医用防护使用范围指引（试行）》的要求进行管理，并加强监督落实。

1. 环境消毒

空气消毒按照《医院空气净化管理规范》要求，加强开窗通风，保持空气流通，至少在每天早晚开窗通风两次，并按时进行空气消毒。留观病区、诊区及公共环境每日喷洒、擦拭消毒四次。能耐受高水平消毒剂的医疗设备科采用擦拭及喷雾法消毒，含氯消毒剂 1000 mg/L。用固定容器盛放疑似/确诊患者血液、分泌物、排泄物和呕吐物后，容器用含氯消毒剂浸泡消毒，并达到作用时间。少量可用一次性吸水材料全覆盖后用足量的 5000～10000 mg/L 含氯消毒液浇在吸水材料上，作用 30 min 以上，清除干净。医疗废物和生活垃圾均需做到专人管理、及时收集、做好记录以及分类存放。使用双层医疗废物包装袋进行包装，满 3/4 后喷洒消毒剂，进行密封包装。装入一次性耐压硬质纸箱内并密封，密封后禁止打开。纸箱表面用红色记号笔标注"感染性医疗废物"，放于一层污染区医疗废物临时收集点，与医院指定的专职收集人员签字交接、转运至医疗废物暂存处。明确告知收运单位该批次医疗废物为"涉疫情医疗废物"。

2．死亡患者的终末消毒

（1）尸体移动和搬运：尽量减少尸体移动和搬运，由工作人员在严密防护下及时进行处理。3000～5000 mg/L 的含氯消毒剂棉球或纱布填塞死亡患者的口、鼻、耳、肛门、气管切开处等所有开放通道或创口；用浸有消毒液的双层布单包裹尸体，联系太平间，告知有涉疫尸体需处理，装入双层尸体袋中，尸体直接火化，不留存在太平间。

（2）房间消毒：首先关闭门窗，进行喷雾消毒，过氧化氢喷雾（30 min）。

（3）被服等纺织品：在收集时应避免产生气溶胶，双层黄垃圾袋贴好标签（涉疫废物），黄垃圾袋外 1000 mg/L 的含氯消毒液喷洒，联系洗衣房收取。

（4）诊疗设施设备表面：床围栏、床头柜、家具、门把手、家居用品等有肉眼可见污染物时，应先完全清除污染物再消毒。无肉眼可见污染物时，用 75% 乙醇、一次性消毒湿巾、1000 mg/L 的含氯消毒液或 500 mg/L 的过氧化氯消毒剂进行喷洒、擦式或浸泡消毒，作用 30 min 后清水擦拭干净。再喷雾（30 min）—通风，喷雾消毒时应关闭门窗。

3．持续进行消毒隔离工作的改进

根据国家相关政策和法规及院内外专家督导意见，持续改进消毒隔离工作。如针对留观病房内的卫生间设置，按照院外督导组的意见，每个病室配备移动马桶，做到专人专用；加强卫生员对排泄物的消毒处理工作的培训和检查，在生活护理和环境清洁消毒时，从轻污到重污，清洁消毒公共区域按时用含氯消毒液 1000 mg/L 喷洒。在每个分区门口贴有醒目提示标识，并设各护理组组长质控医护人员的防护用具的使用。

（四）多样化健康宣教

患者缺乏新型冠状病毒感染相关知识，在确诊病例增多的情况下难免出现恐慌；由于就诊患者多，等候时间长，患者常出现紧张、焦虑情绪，预检分诊护士应做好健康宣教，给予心理疏导，帮助患者及家属减轻不良情绪，同时提醒患者及家属做好自我防护，树立战胜疾病的信心。

1. 健康宣教内容多样

新冠肺炎正处于流行期，人们对新型冠状病毒的来源、传染性、传播途径、诊疗、护理尚处于逐渐发现和不断认识的阶段，健康宣教的内容不仅包括疾病知识和日常防控要点，还包括就诊流程的普及，在接诊后根据患者病情，介绍新冠肺炎相关知识，教会患者如何居家隔离以及咳嗽、打喷嚏的方式，留观隔离注意事项等，提示患者不适的随诊，根据医嘱按时复诊。分诊人员要耐心、温和地为患者讲解原因，消除患者及家属的不良情绪，维持就诊秩序，提高就诊效率。

2. 健康宣教方式多样

在分诊间隙利用广播音频和视频，不定时在候诊区域宣教就医指南和疾病防护相关知识，保证患者安全、放心就医，发放疾病相关健康教育宣传册。各个分区有醒目的标识，就诊区域有清楚的布局图示，为患者介绍诊室、输液室、药房、放射科及检验科等位置，维持就诊秩序。在发热门诊张贴一些疫情防控的海报和就医温馨提示。在患者出院或转出时，发放纸质的宣教单，便于指导患者康复。

三、问题及对策

（一）进行高效的人力资源管理

新冠肺炎疫情来势凶猛，本院在接受任务后高度重视，立即扩大发热门诊范围、提升发热门诊隔离防护级别、组建新冠肺炎隔离病区和疑似病例收治病区，面对艰巨的工作任务，集中调配、保证一线护理人力资源充足是护理部工作的首要任务。护理部充分发挥医院护理人力资源的管理职能，迅速反应、科学调配、重点培训、激励支持，最大限度开发人力资源，确保新冠肺炎的防治工作顺利进行。

1. 评估协调全院护士人力，建立应急调配梯队

由于发热门诊的就诊人数不断增加，因此需要根据诊疗人数动态调整发热门诊护士的数量，人员从全院各科室抽调。护理部根据各科当天护理工作量，确定每个科室当天护士需要量，剩余人力中工作能力强、业务水平高者作为应急调配人力储备库，从中调配工作能力强的，有一定应急抢救水平的护理骨干支援发热门诊。

2. 属地化多维度培训，严防护理人员感染和院内传播

该病传染性极强，一旦医护人员感染会造成疾病更大范围的流行。因此，严防护理人员感染、保证医院内无交叉感染，也是进行人力资源管理时需首要解决的问题，此时严格培训尤为重要。

（1）病区采用属地化多维度培训，组织院内相关专家建立新冠

肺炎防治知识库，并根据新冠肺炎的最新研究和诊疗进展实时更新，内容包括新冠肺炎的流行病学特点、诊断标准、临床表现、治疗用药原则、防护方法、流程、指南等，形式包括视频、幻灯等。

（2）为了提高学习效率和减少人员聚集，培训内容可以通过医院内部网发布，组织全院医务人员自学。

（3）护理部梳理、整合与新冠肺炎临床护理密切相关的内容，包括诊治方案、病情观察和护理重点、防护用品使用流程、传染病隔离患者的心理护理、隔离区域的布局与管理、病区的消毒隔离制度等，并及时针对培训效果进行评价，做到培训不达标不上岗，并在实际工作中进一步督导，确保培训到位，落实到位，防控有效。

3. 成立关爱小组，关注护士身心健康

新冠肺炎在武汉地区出现多例医护人员感染，这对一线护士无疑会造成极大的心理压力。

（1）为了保证一线护士的心理健康，护理部依托院内开展的"三米阳光"活动，对一线护士开展心理关爱服务，加大后勤保障工作的力度，要求工作人员每日测量体温并上报，如有不适，及时沟通。

（2）与医院设备科合作，团结社会各界力量，为一线护理人员提供充足防护用具，宏观统筹全院护理人力，确保抗疫一线护理人员配备。

（3）缩短一线护士日工作时数，减少体力消耗，保证充分休息。

（4）在院内开辟一线医务人员专用休息用房，一方面为她们与家人的隔离提供条件，另一方面也为她们提供良好的休息环境。

（5）指导督促他们足够热量摄入，做到荤素搭配，提供充足营养。为确保每位护理人员身心健康，在发热门诊工作期间原科室

护士长和领导、同事保持与一线护士联系，及时了解护士的心理动态，定期进行危机心理评估。根据危机心理评估结果，进行心理疏导和干预。同时保持护士与家人的联系，获得家庭情感支持。

在新冠肺炎防控期间，发热门诊是医院诊断和治疗该病的窗口科室，护理团队的工作对于快速开展救治工作至关重要。

以上管理实践有助于护士保持高度的热情、责任心和奉献精神，提升护士的专业知识和形象，增加患者对医护人员的信任。希望在以后的工作中不断摸索，形成一套完善的大型突发公共卫生事件预检分诊管理模式，保障人民群众的身体健康和生命安全。

4. 做好属地医务人员监督管理

发热门诊所有医务人员通过感染管理科培训并考核。在工作中根据岗位培训和防护分区要求，每日由专职人员及护理组长检查医务人员防护是否合格，合格后方可进入工作区域。进入工作区域后，严格按照科室制订的预案、流程开展各项工作，工作区域内由护士长及组长负责对污染区医护人员、技师、保洁、临时进入维修人员等，按照标准进行督察、记录，发现问题持续改进。

(二) 避免医护患之间交叉感染

1. 制度建立与落实　依据发热门诊特点制订发热门诊各项规章制度及流程，严格划分区域，所有医务人员严格遵守各项规章制度，按照不同诊疗区域不同人员的个人防护原则配备防护用品，做好防护措施，由医生督导和护士长负责督察防护措施，定期检查。

2. 患者及家属陪护管理　在筛查门诊开始，督促患者及家属全程佩戴口罩，就诊及候诊时间隔尽量大于 1 米。留观病区内分区管理，患者单间收治，禁止探视和陪住；重症患者或生活不能自理患者家属，在知情同意的前提下可陪住，充分交代交叉感染风险，必要时签署告知书。陪住家属戴手套、口罩，穿隔离衣。患者及陪住家属统一订餐，避免患者和陪住家属同时摘口罩。不得随意离开留观病房。

3．医护人员管理　巡视和护理患者时，先巡视新冠肺炎疑似患者，再巡视确诊的新冠肺炎患者。巡视后，一次性隔离衣用含氯消毒液（1000 mg/L）喷雾后，进入下一个房间。为患者进行暴露风险高或近距离操作时，需更换隔离衣。一般操作如输液、抽血、问病史等，进行手卫生消毒（因手消毒液增加手套通透性，手消5次后，在楼道更换外层手套），隔离衣喷洒含氯消毒液。

4．各区域环境严格按照消毒隔离要求，做好环境消毒。

第二节　新冠肺炎疫情防控期间急诊科的护理管理

在新冠肺炎疫情防控期间，综合医院的急诊科作为收治危急重症患者的主要科室，属于暴露风险极高的场所，应加强管理。

一、科室特点

（一）人员特点

众所周知，疫情防控期间为了尽量减少患者密集，各综合医院的门诊量、住院患者、手术患者都有了较大幅度的下降。但是，急诊科是收治危急重症患者的主要科室，大量危急重症患者需要到急诊科接受抢救治疗，在疫情防控期间属于人群相对密集的场所，且陪同人员多、人员流动性大，一旦出现感染，后果不堪设想。

（二）布局和硬件特点

急诊区域划分较多，包括来诊区、抢救区、留观区、病房区域，空间相对狭小。尤其是抢救区和留观区的病患多，床位满，人员流动性大，极易发生交叉感染。

因此，在完成常规危急重症患者救治的基础上，围绕疫情防控做好急诊科的管理工作，对保证医务人员、患者及家属的健康安全至关重要。现将新冠肺炎疫情防控期间急诊科护理管理工作流程的改进、人员管理、环境消毒和可能遇到的问题以及对策阐述如下。

二、疫情防控期间急诊科的管理

（一）工作流程

1. 预检分诊

预检分诊是急诊科患者就诊时所到达的第一道关口，因此，预检分诊人员的分诊工作十分重要。预检分诊的人员可以根据急诊科来诊患者的实际情况安排，一般为护士（或医生）和医辅人员合作完成。预检分诊人员要求按照标准进行防护：穿工作服、隔离衣，戴一次性帽子、医用外科口罩，必要时戴一次性乳胶手套、防护面屏或护目镜；护理疑似/确诊患者时，加穿防护服，戴医用防护口罩及穿一次性鞋套。

（1）分诊评估内容：预检分诊的对象包括急诊科就诊的患者及陪同家属。评估工作内容主要包括：①嘱患者和陪同家属佩戴口罩并检查其是否按照要求正确佩戴。②采用立式红外线测温仪和手持式红外测温枪测量患者及家属体温。③嘱患者和陪同家属快速手消液消毒双手。④患者和家属均需按要求填写流行病学调查表，调查流行病学史和症状，如近两周内有无疫区接触史、14天内是否曾经接触过来自疫区的发热、伴有呼吸道症状的人员，是否曾接触过确诊/疑似/聚集发病患者，自身是否处于医学观察期，有无发热、咳嗽、乏力、腹泻等感染症状。⑤进行问诊、查体及生命体征测量。⑥每班汇总各科来诊患者人数、有无疑似患者及安置处理，交接班前进行交接。

（2）分诊评估分流

1）正常患者：评估完毕后，体温≤37.2℃，流调合格者方可进行挂号，并至相应诊室门口候诊，诊室实行一医一患制。

2）腹泻患者：嘱其至肠道门诊就诊。

3）异常患者：体温异常（＞37.2℃）者，再次用水银温度计复测体温，正常者可行常规急诊就诊流程。有发热、咳嗽、乏力、腹泻等感染症状，或存在流行病学史高危因素的患者，病情较轻者，嘱其佩戴好口罩由医辅人员引导至发热门诊就诊；病情危重者，立即送入抢救室单间隔离，就地进行抢救。

4）疑似患者：若就诊过程中出现高度疑似患者，病情较轻者，将其隔离至专用诊室单间隔离；病情危重者，立即送入抢救室单间隔离，就地进行抢救。同时由专人按照相应防护级别进行护理，并上报主任、三线医师及护士长。

具体流程见图 2-2-1。

2．抢救区域工作流程

抢救室是危急重症患者集中救治的场所，因此，为了保证抢救工作安全、有序进行，需要医务人员、医辅人员、门禁人员、保洁员等合作完成。为了避免院内交叉感染，促进患者早日康复，在新冠肺炎防控期间，要求抢救室工作人员按防护标准进行防护：穿工作服、隔离衣，戴一次性帽子、医用防护口罩及一次性乳胶手套。当进行可能有体液或血液等喷溅性的操作时，要求加戴防护面屏或护目镜。当出现疑似或确诊病例时，要求加穿防护服、加戴防护面屏或护目镜以及一次性鞋套。

（1）封闭式管理：抢救室实行全封闭式管理，无陪住及探视，24小时有门禁管理人员，负责管理抢救室外来人员的出入。①抢救

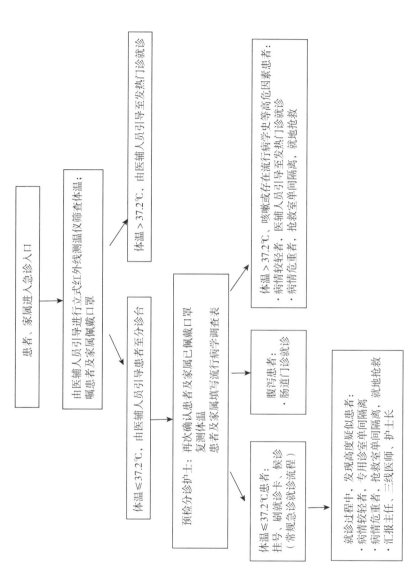

图 2-2-1 急诊患者预检分诊流程（应急时期）

室外设立单独谈话区，每次只允许一位家属进入谈话区域内等候，禁止进入到抢救室内。②有家属送餐或生活用品时，交给门禁管理人员送入抢救室。③若家属需要送入治疗用药，则将治疗用药统一交到抢救室外设接药处。④所有外来人员（包括"120""999"急救人员）进入抢救室外缓冲区域时需正确佩戴口罩、再次测量体温，体温 > 37.2℃、近 2 周内有疫区旅行史或居住史、14 天内曾经接触过来自疫区的发热、伴有呼吸道症状的人员，曾接触过确诊 / 疑似 / 聚集发病患者的人员，禁止入内。⑤出入抢救室缓冲区域时必须使用快速手消液消毒双手。

（2）疑似 / 确诊患者管理：抢救室存在空间密闭、多人同室的情况，发现疑似 / 确诊病例后，整个抢救室的患者将全部成为密切接触者，且患者的病情严重、情况复杂，一旦感染，容易成为重型、危重型患者。因此，密切接触者的隔离工作尤为重要。为应对这种潜在危机，具体的应急预案如下：①疑似 / 确诊病例：首先隔离至抢救室单间，经专家组会诊后确定为高度疑似患者或确诊患者，普通型转移到感染疾病科二楼隔离、危重型转移到 ICU 或 RICU 负压病房隔离。②疑似 / 确诊病例的密切接触患者：一旦专家组会诊后确定为高度疑似患者或确诊患者，则将该患者救治过的抢救室房间进行腾挪，对密切接触者进行医学观察，使用呼吸机的患者首选抢救室 2 个单间隔离。③对受到污染的环境根据标准进行消毒。

3. 留观区域工作流程

留观区域分为留观区和临时输液区。

（1）留观区：主要接待各科需要急诊明确诊断、等待检查及化验结果的患者。在疫情防控期间留观区实行半封闭式管理，固定陪护人员。入口处有专人 24 小时值守，进入人员必须填写流调表和进行体温测量，所有留观患者必须办理急诊留观住院手续，按照病房化管理，由配液中心统一负责药液配制，患者及家属饮食由院内食堂配送，化验标本由医辅人员送检，以减少陪护人员进出的频次。

（2）临时输液区：与留观区患者实行分开管理，患者及家属从另一出入口进出。临时输液区接待临时输液患者，门口设置一名门禁人员 24 小时值守。管理措施包括：①防疫期间每名进入临时输液区的患者及陪同家属必须进行体温测量、手卫生、佩戴口罩，填写流行病学调查表。②门禁管理人员协助管理输液等候顺序。③改变输液流程，减少输液人员等候时间，患者及家属先到输液区排卡等候输液椅，排到后登记输液椅座位号，然后到医生处开具医嘱并取药进行输液。④流水区患者和家属取药后由门禁人员通过呼叫系统通知护士接药，禁止家属进入临时输液区。⑤输液室安装呼叫器，患者可以随时呼叫护士，从而减少输液患者和家属频繁流动。⑥加大输液座椅间距，相隔 1 米以上。

4．转运流程

急诊出现疑似／确诊患者后，普通型转入感染疾病科隔离病房，危重患者需转入 ICU/RICU 负压病房隔离。转运流程如下：

（1）经专家组会诊确认为疑似／确诊患者，由医务处决定是否需转入感染疾病科、ICU/RICU，确认后由医务处通知相应科室主任准备接收患者。

（2）急诊转运工作人员按要求做好防护后，护送患者至相应科室，出发前给专用电梯人员打电话，准备好电梯，避免患者在通道中停留时间过长。

（3）专用转运通道：如果可以进行室外转运的情况下，尽量选择室外转运；尽量选择人员密集度小的通道；尽量选择远离办公区域、清洁区域的通道。

（4）到达相应科室后留一人，等电梯人员到位后离开，防止他人误入电梯。

（5）转运人员与相应科室医护人员详细交接患者。

（6）交接后，出病室前由负责转运的人员用 1000 mg/L 的含氯消毒剂对转运床及仪器设备进行初次消毒，转运结束按院内要求进行终末消毒。

（7）转运人员沿原路线将转运床及仪器设备推回急诊科指定区域，按流程和分区脱去防护用品，实施手卫生，做好个人防护。

（8）负责指定区域管理的护理人员电话通知保洁主管进行终末消毒处理：使用 1000 mg/L 的含氯消毒剂喷雾（30 min）—密闭（30 min）—1000 mg/L 含氯消毒剂擦拭清洁消毒（30 min）—1000 mg/L 的含氯消毒剂再次喷雾（30 min）—通风，喷雾消毒时应关闭门窗。医疗精密仪器设备采用 75% 乙醇擦拭消毒。

（二）人员管理

1. 患者管理

（1）常规管理：患者进入急诊区域后，能耐受的患者均需按照要求正确佩戴口罩，用快速手消液消毒双手，配合医务人员测量体温，填写流行病学调查表；以上内容均采用告知书的形式向患者及家属进行宣教。同时，急诊抢救室和留观室加大患者间距，降低人员密度，每个床位（输液椅）之间间距大于 1 米以上。如患者较多时，及时通知医务处进行协调。

（2）特殊患者管理

1）流水区域：疫情防控期间，需详细进行流行病学调查。如来诊患者近 2 周内有疫区旅行史或居住史，近 2 周内曾经接触过来自湖北的发热、伴有呼吸道症状的患者，曾接触过确诊／疑似／

聚集发病的患者，或存在发热（体温＞37.2℃）、咳嗽、乏力、腹泻等感染症状，病情较轻者，嘱其佩戴好口罩，由医辅人员引导至发热门诊就诊；病情危重者，立即送入抢救室单间隔离，就地进行抢救。若就诊过程中出现高度疑似患者，病情较轻者，将其隔离至专用诊室单间隔离；病情危重者，立即送入抢救室单间隔离，就地进行抢救。并由专人按照相应防护级别进行护理，同时上报主任、三线医师及护士长。

2）抢救室区域：抢救室存在空间密闭、多人同室情况，发现高度疑似／确诊病例后，首先隔离至抢救室单间，经专家组会诊后确定为高度疑似患者或确诊患者，普通型转移到感染疾病科隔离、危重型转移到 ICU 或 RICU 负压病房隔离；同时应对疑似／确诊病例的密切接触患者进行隔离，呼吸机患者首选抢救室 2 个单间隔离。

3）留观、病房区域：留观、病房区域出现发热或高度疑似患者时，将患者隔离至专用病室单间隔离，并由专人按照相应防护级别进行护理，同时上报科主任、三线医师及护士长。

2．家属及陪护人员管理

（1）常规管理：疫情防控期间，家属及陪护人员避免去人员密集场所，培养良好洗手的习惯。进入急诊各区域后，需按照要求正确佩戴口罩，配合医务人员测量体温、填写流行病学调查表。必须经过医务人员确认无异后方可进入诊区陪护患者，有异常的陪护人员不得陪护患者，如近 2 周内有疫区旅行史或居住史、14 天内曾经接触过来自疫区的发热、伴有呼吸道症状的患者，曾接触过确诊／疑似／聚集发病的患者，或存在发热（体温＞37.2℃）、咳嗽、乏力、腹泻等感染症状的人员禁止进入到急诊科各区域。同时，出入急诊科各区域时，应用快速手消液消毒双手。

（2）流水区域管理：疫情防控期间，为了避免人员聚集，候诊区域应加大座椅间距，同时采用易拉宝的形式对病人进行宣教，如候诊时应间隔、分散坐开；如遇到排队时人与人之间要间隔；诊室实行一医一患制，如患者需要陪同，一次只能进入一位家属等。

（3）抢救区域管理：抢救室实行全封闭式管理，无陪住及探视，家属一律禁止进入到抢救室内。抢救室外设立家属谈话区及接药处。抢救室家属等候区加大座椅间距，间隔而坐，以尽量减少人员聚集。

（4）留观、病房区域管理：急诊留观室和病房谢绝探视，陪护人员必须填写流行病调查表以及进行信息登记，记录的基本信息包括身份证号、联系方式、家庭住址、来访时间等，以便出现问题时及时联络。医辅人员每日给陪护人员测量体温两次，并记录，体温＞37.2℃时，告知陪护人员发热门诊就诊，并持续关注后续治疗情况，同时上报护士长和三线医师。医辅人员每2小时提醒陪护人员进行手卫生，抽查口罩佩戴情况及是否携带陪住证。出入病区需要进行手部消毒。医生要交待病情时需到专门谈话区进行，不得进入病区内。

3. 工作人员管理

急诊科工作人员包括医护人员、技师、医辅、保洁、门禁管理人员及保安。

（1）常规管理

1）疫情防控期间，为防止交叉感染，固定各岗位工作的护理人员，减少不必要的交叉工作。

2）提供专门的休息区，以保证医务人员充分休息，减少人员聚集密度。

3）加强所有工作人员体温和呼吸道症状管理。要求所有工作人员均每日自测体温，体温＞37.2℃者及时、主动上报急诊科各单元负责人，并按相关流程予以干预处理；若工作人员或其家属有发热、咳嗽等症状应如实上报，必要时对相关工作人员进行医学观察。

4）急诊科危重患者多，空间狭小，在岗医护人员常常在茶室集中就餐，人员比较密集。疫情期间建议工作人员分时段进餐，条件许可者分区域就餐，避免集中进餐；餐前依次摘除护目镜、口罩、帽子等，然后用流动水洗手；进餐过程中，就餐人员保持 1 米以上距离，尽量不交谈，减少飞沫传播。

5）所有工作人员上下班期间一律走员工通道，禁止从工作区域穿行。禁止穿隔离衣去其他区域。

6）为预防感染，工作人员禁止在工作区域摘口罩、进食、饮水等。

（2）日常防护：急诊科是作为收治危急重症患者的主要科室，大量危急重症患者需要到急诊科接受抢救治疗，疫情防控期间属于人群相对密集的场所，且陪同人员多、流动性大，一旦出现感染，后果不堪设想。因此，急诊科的医务人员均需按防护级别要求进行自我防护。上班期间必须穿工作服，戴一次性帽子、医用外科口罩，正确洗手。根据暴露风险程度，加穿医用防护口罩、隔离衣、防护服、一次性鞋套。进行可能产生喷溅性的诊疗操作时，应戴防护面屏或护目镜。当接触患者及其血液、体液、分泌物、排泄物等时应戴手套，必要时戴双层手套。要求各种清洁 / 无菌操作前、接触患者前后、接触患者周围环境后、接触血液体液等污染物后均应进行手卫生。

（3）多维度培训：新冠肺炎传染性极强，因此掌握新冠肺炎的相关知识，做好工作人员的多维度培训，对于疫情防控工作是重中之重。急诊科采用属地化多维度培训，设立急诊科护理培训人员架构，指定护理培训专员及操作专员。根据新冠肺炎最新研究和诊疗进展实时更新培训内容，如疾病的流行病学特点、诊断标准、临床表现、治疗用药原则、防护标准等，以及手卫生、戴口罩、穿脱隔离衣、穿脱防护服，环境消毒隔离等，形式包括视频学习、PPT 学习、理论考核、操作考核等。培训对象包括医护人员、技师、医辅人员、保洁人员等。为了提高学习效率和减少人员聚集，培训、考核内容主要通过医院内部网、微信、问卷星进行发布，并及时针对培训效果进行评价，做到培训不达标不上岗，并在实际工作中进一步督导，确保培训到位，落实到位，防控有效。

（4）人力资源调配：①所有护士长 24 小时手机开机，保持通讯畅通。②各区域每天设有备班人员，统一调配，备班人员在备班期间保持 24 小时通讯畅通，不得替班和换班，做到随叫随到。③科护士长根据急诊来诊病患数、患者的轻重程度、护理工作量，合理安排和调整各区域护理人员的人力。④所有外出人员返回后按照要求进行隔离和居家观察，观察期满后再上岗。若有人员出现发热、咳嗽等相关症状，及时上报，按照要求就诊、隔离和健康观察，观察期满后再上岗。

（三）环境消毒管理

当前新冠肺炎疫情防控形势严峻，环境消毒管理在疫情防控期间起着重要作用，为更好地应对疫情，患者及工作人员所在区域需加强环境清洁消毒。

1. 日常消毒管理

（1）急诊区域各室均配备空气消毒机，并保证空气消毒机 24 小时开机（不允许拔掉电源）。

（2）使用 1000 mg/L 含氯消毒剂每天 4 次（8:00 am—9:00 am、2:00 pm—3:00 pm、8:00 pm—9:00 pm、2:00 am—3:00 am）进行抢救室、分诊台、咨询台、各诊室、留观区域、病房区域及办公、生

活区域的物表喷拭和擦拭消毒并登记。使用紫外线灯每天 1 次进行办公、生活区域的消毒并登记。

（3）喷拭和擦拭消毒范围：吊塔台面、监护仪、呼吸机、注射泵、输液泵、除颤仪、床挡、床头桌、床尾托盘、移动餐桌、治疗车、治疗台、地面、桌面、椅子、电脑键盘、鼠标、电话、门把手、柜子等。

2．终末消毒管理

（1）普通患者：普通患者转出或出院后，由保洁人员使用 1000 mg/L 含氯消毒剂消毒床单位、各类仪器设备、移动餐桌、床旁小桌及地面、桌椅等。

（2）疑似 / 确诊患者：疑似 / 确诊患者转出后使用 1000 mg/L 含氯消毒剂进行病室内全面消毒：1000 mg/L 含氯消毒剂喷雾（30 min）—密闭（30 min）—1000 mg/L 含氯消毒剂擦拭消毒（30 min）—1000 mg/L 含氯消毒剂再次喷雾（30 min）—通风，喷雾消毒时应关闭门窗。将医疗废物和生活垃圾装入双层医疗废物包装袋进行包装，满 3/4 后喷洒 1000 mg/L 的含氯消毒剂，进行密封包装，然后装入一次性耐压硬质纸箱内并密封，密封后禁止打开，纸箱表面用红色记号笔标注"感染性医疗废物"，放置在科室指定地点，与医院指定的专职收集人员签字交接，明确告知收运单位该批次医疗废物为"涉疫情医疗废物"，做到及时收集，做好标记。如患者死亡，要尽量减少尸体移动和搬运，并由经培训的工作人员在严密防护下用 3000 ~ 5000 mg/L 的含氯消毒剂的棉球或纱布填塞患者的口、鼻、耳、肛门、气管切开处等所有开放通道或创口，用浸有消毒液的双层布单包裹尸体，装入双层尸体袋中，联系太平间，告知有涉疫尸体需处理。

（四）防护物资管理

在医用防护物资紧缺的情况下，急诊科需做好新冠肺炎防控期间的防护物资管理。

1．基本原则

（1）首要确保急诊科高风险区域的医用防护物资供应。

（2）制订急诊科医务人员个人防护物资发放标准，按照不同岗位、在岗人数进行个人防护物资的发放和使用。

（3）物资请领、发放及使用，要求做好详细登记。

2．科室发放使用管理

遵照科学防护、避免浪费原则，需严格管理物资发放使用。急诊科物资管理员在总务处领取物资后，分发到急诊各区域，各区域按岗按人进行发放，并做好发放登记，领取人员需填写"科室岗位及防护用品发放登记表"并签字。各单元护士长每天需将使用的防护物资使用量告知急诊科物资管理员，物资管理员定期清点、核实在岗人数及物资使用情况，做好登记记录，以备上级领导、部门检查。

三、问题及对策

（一）密集人流的管理问题

急诊科就诊的危急重症患者多，如此工作特点决定了抢救室、留观室患者、家属等人流相对密集，若管理不善，患者、家属会随意进出抢救、留观区域，疫情防控难度较大。同时，急诊科每天在岗人员较多，就餐空间狭小，时间段较集中，也易发生交叉感染。

【对策】

1．抢救室、监护室实行全封闭式管理，无陪住及探视，家属一律禁止入内。特殊情况下，有家属送餐或生活物品时，可交给门禁管理人员送入。若医生需要向家属交代病情，只允许一位家属进入谈话区，禁止进入到病室内。若家属需要送入治疗用药，则将治疗用药交接到病室外接药处。

2．急诊留观和病房实行半封闭式管理，取消探视，建立陪护人员家属信息登记表，记录所有人员的基本信息（包括身份证号、联系方式、家庭住址、来访时间等），以便出现任何问题时及时联络。

3．为了避免人员聚集，候诊区域及家属等候区域应加大座椅间距，间隔而坐。

4．疫情期间建议工作人员分时段进餐，条件许可者分区域就餐，避免集中进餐；餐前流动水洗手；进餐过程中，就餐人员保持一米以上距离，尽量不交谈，减少飞沫传播。

5．规范医护人员、门卫、保安等各岗位职责，各司其职，共同应对。

在新冠肺炎疫情防控期间，要做好急诊科的人流管理，需要医护人员、门禁、保安等各岗位人员的共同努力。职责如下：

（1）科室护理管理者要向大家重申疫情防控期间急诊科人流管理的重要意义，不定期监督检查，确保各类人员坚守岗位，各司其职。

（2）医护人员监督患者和家属手卫生，检查戴口罩情况，完成患者及家属流行病学调查和体温测量并记录。

（3）保安维持秩序，严格检查患者按照秩序排队候诊，候诊期间保持适当间距。

（4）严格门禁管理，取消探视，对陪住家属进行信息和来访时间登记。

（二）护理人员的人力调配问题

众所周知，急诊科是危急重症患者的主要救治场所，尤其分诊、抢救、留观区域的护理人员每天接触的患者和（或）家属较多，疫情传播的风险较高。而在新冠肺炎防控期间，在急诊患者多、病情重的基础上，急诊科又有部分医务人员前去疫区支援，同时也有医院内部集中调配的其他人员来支援急诊科，因此做好急诊科护理人员的人力调配至关重要。

【对策】

1．疫情状态下，为了最大限度减少护患双方接触的人员数量，减少疫情传播的风险，建议护理人员排班相对固定区域，也固定岗位，采用责任制护理的模式。

2．根据急诊来诊病患数，患者的轻重程度，护理工作量，合理安排和调整各区域护理人员的人力。加强抢救室的护理人力，将院里集中调配的支援人员安排在急诊病房和监护室进行培训。

3．各区域每日安排备班人员 1～2 名，在排班表上做好备注，备班人员必须保持 24 小时手机畅通，不得换班、替班，做到随叫随到。

（三）保证急诊科患者、家属及陪同人员宣教到位

目前新冠肺炎正处于流行期，人们对新型冠状病毒的来源、传染性、传播途径、诊疗、护理尚处于逐渐发现和不断认识阶段，而急诊科病患多，人员流动性大，保证患者、家属及陪同人员宣教到位，避免疫情传播极其重要。健康宣教的内容不仅包括疾病知识和日常防控要点，还包括就诊流程的普及和注意事项等。

【对策】

1．医护人员时刻监督、督促患者和家属手卫生，检查戴口罩及体温测量情况。要耐心、温和地为患者讲解原因，消除患者及家

属的不良情绪，维持就诊秩序，提高就诊效率。

2．各个分区有醒目的标识，就诊区域有清楚的布局图示，为患者介绍诊室、输液室、抢救室、药房、收费处、放射科及检验科等位置，维持就诊秩序。

3．在分诊间隙利用广播音频和视频，不定时在候诊区域宣教就医指南和各种知识，保证患者安全、放心就医，发放疾病相关健康教育宣传册，张贴一些疫情防控的海报。

4．采用易拉宝和张贴告示的形式向患者及家属进行温馨提示：如请正确佩戴口罩、测量体温、快速手消液消毒双手、填写流行病学调查表等；同时告知诊室实行一医一患制，如患者需要陪同，一次只能进入一位家属等候，候诊时应间隔、分散坐开。

（四）如何安全保障急诊疑似 / 确诊患者的转运
【对策】

急诊疑似 / 确诊患者一旦经专家组会诊后确定为高度疑似患者，需转运至相应的目的地，包括感染疾病科、ICU/RICU 负压病房。转运原则为：①急诊转运工作人员应按要求做好防护。②出发前给专用电梯人员打电话，准备好电梯，避免患者在转运通道中停留时间过长。③选择专用转运通道：如果可以进行室外转运的情况下，尽量选择室外转运；尽量选择人员密集度小的通道；尽量选择远离办公区域、清洁区域的通道。④到达相应科室后留一人，等电梯人员到位后离开，防止他人误入电梯。⑤交接后，出病室前由负责转运的人员用 1000 mg/L 的含氯消毒剂对转运床及仪器设备进行初次消毒，转运结束按院内要求进行终末消毒。⑥转运人员延原路线将转运床及仪器设备推回急诊科指定区域，按流程和分区脱去防护用品，实施手卫生，做好个人防护。

（五）如何保证急诊科工作人员防控知识培训到位

急诊科的工作人员包括医护、技师、医辅、保洁、门禁、保安等，而新型冠状病毒肺炎传染性极强，掌握新型冠状病毒肺炎防控的相关知识，防止疫情传播是重中之重。

【对策】

可以采用多维度培训的方式，设立急诊科护理培训人员架构，制定护理培训专员及操作专员。根据新型冠状病毒肺炎最新研究和诊疗进展实时更新培训内容，如疾病的流行病学特点、诊断标准、临床表现、治疗用药原则、防护标准等，以及手卫生、戴口罩、穿脱隔离衣、穿脱防护服、环境消毒隔离等，形式包括视频学习、PPT 学习、理论考核、操作考核等。培训内容可以通过医院内部网、微信、问卷星等多种形式进行，操作考核要求全员考核2 遍，如手卫生、戴口罩、穿脱隔离衣等，并及时针对培训效果进行评价，做到培训不达标不上岗，并在实际工作中进一步督导，确保培训到位，落实到位，防控有效。

第三节　新冠肺炎疫情防控期间普通门诊的护理管理

门诊作为患者就医的窗口，具有疾病种类多样，人员流动性大，人员接触环节多等特点，在新冠肺炎疫情防控期间，应重点加强管理。

一、科室特点

（一）人员特点

疫情期间，各综合医院的门诊量都有较大幅度的下降。延长慢性疾病患者长期用药的开药时限等措施，减少了患者医院就诊的需求。但是外科换药、肿瘤放化疗、孕妇产检等仍需定期到医院就诊。一些有呼吸道症状的患者因担心是否感染新冠肺炎也迫切渴望到医院就诊。门诊患者疾病种类多样，人员流动性大，一旦出现感染，后果不堪设想。

（二）布局和硬件特点

非疫情期间，内、外科有多个科室诊室在同一诊区，候诊患者病种交叉。缴费、检查化验及取药等多个环节需在门诊楼内穿梭，如有感染会扩大化传播，接触人员不易统计追踪。

二、疫情防控期间普通门诊的管理

疫情期间，在保证患者正常就医的基础上，有效开展防控工作，为患者提供安全的就诊环境至关重要。现将新冠肺炎防控期间普通门诊护理管理工作的改进、可能遇到的问题以及对策总结如下。

（一）就诊流程

1. 挂号

门诊全面取消窗口挂号，患者可通过微信、App、"114"等多个平台实行预约挂号，也可到社区进行预约挂号。网上或自助机缴费，减少排队等候，避免人员聚集。

2. 预检分诊

预检分诊是防控筛查的重要环节，通过流行病学调查，掌握就诊人员的暴露史、接触史等流行病学相关信息，及时筛查出密切接触者，可以防范新冠肺炎病例的蔓延和传播。

　　预检分诊的内容主要包括：①测量体温。对医院所有出入口进行控制管理，在医院大门口设立体温筛查点，用红外线测温仪筛查所有进入医院人员的体温，再由各诊区预检分诊人员用手持式红外测温枪对进入诊区的患者及陪同人员复测体温。体温异常（体温＞37.2℃）者，再次用水银温度计复测，复测体温异常者，到发热门诊就诊；体温正常者可继续进行流行病学调查。②指导并检查患者及陪同人员按照要求正确佩戴口罩，建议其用快速手消液清洁双手。③调查流行病学史和症状，完整填写流行病学调查表（表 2-3-1）。

表 2-3-1　门诊患者流行病学调查表

尊敬的患者：

　　根据国家卫生健康委员会、国家中医药管理局颁发的《**新型冠状病毒感染的肺炎诊疗方案**》文件，依照乙类传染病、**甲类传染病**管理要求，需要全面统计填报新型冠状病毒感染的肺炎疫情防控信息，请您提供**真实、准确**的流行病学史信息，感谢您的配合！

一、患者基本情况

姓名：_____；性别：□男　□女；联系电话：_____；

就诊科室：_____

二、患者流行病学史

最近 14 日您是否：**到过武汉及周边地区**　（□是　□否）

　　　　　　　　　　湖北省其他地区（□是　□否）湖北以外其他地区（□是　□否）

如果是，具体地区 _____　来京日期：_____年_____月_____日

是否有病例报告社区的旅行史或居住史（□是　□否）

接触过新型冠状病毒肺炎确诊人员（核酸检测阳性者）（□是　□否）

接触过来自武汉及周边地区、有病例报告的社区的有发热或咳嗽的人（□是　□否）

家庭成员 / 办公室同事 / 同学是否有聚集性呼吸道症状（发热，咳嗽，咽痛等）（□是　□否）

三、患者临床表现

最近 3 日您是否有以下情况：

发热，体温大于 37.2℃（□是　□否）　　　　**乏力**（□是　□否）

咳嗽（□是　□否）　　　　　　　　　**咳痰**（□是　□否）

呼吸困难（□是　□否）

患者签名：　　　　　　　　家属代签：　　　　　　　　日期：

　　提示：根据《中华人民共和国传染病防治法》的法规规定，患者及家属应如实提供病情、病史，配合治疗、隔离、转院等义务；如隐瞒病情、病史，拒不配合治疗、隔离、转院等工作，造成损害后果、疫情加重的，将依法承担法律责任。

根据预检结果，指导患者：①体温＜37.2℃，无流行病学史者可进入诊区就诊；②体温≤37.2℃，但有咳嗽、咳痰、乏力、呼吸困难等感染症状，无流行病学史异常的患者，建议到呼吸科门诊就诊；③体温≤37.2℃，但有咳嗽、咳痰、乏力、呼吸困难等感染症状，有流行病学史异常的患者，建议到发热门诊就诊；④体温≤37.2℃，无咳嗽、咳痰、乏力、呼吸困难等感染症状，但流行病学史有异常的非急症患者，要求居家隔离14天后就诊（图2-3-1）。

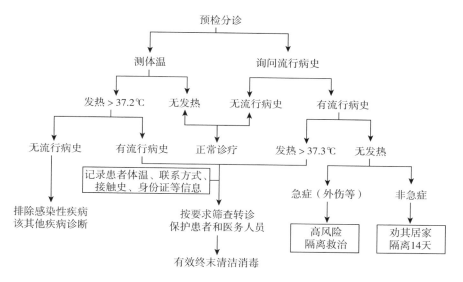

图 2-3-1　医疗机构预检分诊流程图

3．就诊

候诊区域每排座椅距离保持在1米以上，放置提示"间隔入座"的标识，增加人员间距。切实落实"一医一患一室"，出诊专家和医生助理分开在不同的诊室出诊，减少人员密度，降低传染风险。

就诊过程中如出现发热或怀疑新冠肺炎患者，在原诊室就地隔离。在患者耐受情况下给予佩戴医用外科口罩，立即执行《门诊服务中心转运发热或怀疑新冠肺炎患者流程》，联系门诊服务中心安排专人、专梯尽快转运，最大限度地减少与其他人员接触。准确、完整登记《可疑患者信息登记表》，记录就诊患者的基本信息（包括姓名、性别、联系方式、就诊科室、就诊时间、接触过的工作人员姓名等），单独保留其流调表，以便出现任何问题时及时联络、追踪。医护人员重新更换防护用品，更换诊室出诊。

4. 缴费

患者可在人工窗口或自助机上缴费，人工窗口及自助机间隔开放。排队处设立 1 米线标志，提示缴费者彼此间保持 1 米以上距离排队。

5. 检查化验、取药

公共区域放置快速手消液，提供给就诊患者进行手卫生。等候区域每排座椅距离保持在 1 米以上，放置提示"间隔入座"的标识，增加人员间距。

(二) 人员管理

1. 患者及陪同人员管理

患者及陪同人员进入医院必须按照要求正确佩戴口罩；提供洗手设施及快速手消液，鼓励患者及陪同人员进行手卫生。为降低人员密度，人与人间距保持 1 米以上。

就诊前调查流行病学接触史及最近 3 日是否有发热、乏力、咳嗽、咳痰、呼吸困难等症状。患者及陪同人员最近 14 日以内有一条及以上流行病史：①从武汉市或湖北省其他地区回京；②有病例报告社区的旅行史或居住史；③接触过新型冠状病毒肺炎确诊人员（核酸检测阳性者）；④接触过来自武汉及周边地区、有病例报告的社区的有发热或咳嗽的人；⑤家庭成员/办公室同事/同学有聚集性呼吸道症状（发热、咳嗽、咽痛等）需要居家隔离14天后就诊。

疫情期间，为了避免人员聚集，除特殊情况（如行动不便、智力缺陷、言语不清无法交流等）外，陪同人员一律在诊区外等候，仅患者本人进入诊区就诊。

建立可疑患者信息登记表，记录所有人员的基本信息（包括姓名、性别、联系方式、就诊科室、就诊时间、接触过的工作人员姓名等），单独保留其流调表，以便出现任何问题时及时联络、追踪。

2. 工作人员管理（医护人员、技师、保洁人员、医辅人员、保安）

（1）常规管理：加强所有工作人员体温和呼吸道症状监测。要求所有工作人员每日自测体温并上报，体温 > 37.2℃者需及时、主动上报负责人，按照相关流程就诊；如工作人员的家属有发热、咳嗽等症状应如实上报，必要时对相关工作人员进行隔离观察。

针对门诊工作人员在中午休息时段集中就餐，人员比较密集的问题，疫情期间实行分时段进餐，条件许可者分区域就餐；餐前依次摘掉护目镜、口罩、帽子，必须流动水洗手；进餐过程尽量不交谈，减少飞沫传播；人与人间距保持在1米以上。

（2）日常防护：严格遵守标准预防的原则。普通门诊工作人员上班期间必须穿工作服，戴工作帽、医用外科口罩，正确洗手。进行可能产生喷溅的诊疗操作时，应戴护目镜或防护面罩，必要时穿隔离衣；当接触患者及其血液、体液、分泌物、排泄物等时应戴手套。戴手套的具体时机为：接触患者，接触可能被污染的物体表面，抽血、处理血标本，处理医疗污物或医疗废物，手部皮肤破损时。手卫生的具体要求：各种清洁/无菌操作前、接触患者前后、接触患者周围环境后、接触血液、体液等污染物后、摘除手套后、同一患者从污染部位至清洁部位均应进行手卫生。

呼吸科工作人员、预检分诊人员、发热或怀疑新冠肺炎患者的转运人员要求穿工作服并加穿隔离衣、戴医用防护口罩（N95及以上）、工作帽（一次性）、防护面屏/护目镜、手套，注意手卫生。

（3）培训

1）加强工作人员标准预防、防护知识和技能培训。①理论培训：卫健委、医院制定的新冠肺炎诊治和防控方案、科室工作组结合自身条件制订的规章制度和流程等。②技能培训：不同体温计测量体温方法、流行病学调查表的填写、洗手、戴口罩、戴帽子、穿脱隔离衣、消毒液配置等相关专业技能。③培训方式：主要采取网络教学、视频、微信、示教、文件学习等形式，利用晨交班和中午休息时间进行小范围、短时间、针对性面授和讨论，采用问卷星的形式随机抽查考核，调查培训内容掌握情况，针对薄弱环节进行再培训。④培训考核：采取答卷、分批次现场技能考核相结合的方式，每周进行考核，对不在岗人员通过视频方式实现家中考核。⑤培训目的：帮助所有员工掌握新冠肺炎相关知识和技能，明确疫情防控期间各自工作职责、流程和整体运行的协调、配合，确保患者和员工的安全。

2）明确重点岗位工作职责：预检分诊人员负责监督患者和陪同人员手卫生，检查戴口罩情况，完成进入诊区的患者及陪同人员的流行病学调查和体温测量并记录，强调流行病学史调查的意义，告知流调表填写者应如实提供病情、病史，具有配合治疗、隔离、转院等义务；如隐瞒病情、病史，拒不配合治疗、隔离、转院等工作，造成损害后果、疫情加重的，将依法承担法律责任。

3）对保洁员、医辅人员日常工作的指导和监督：采用简单明了的标识、提示、核查表等指导日常工作，使各项工作简单易行，便于执行和监督。比如消毒液的配置，每个容器上都标明刻度和消毒剂的片数，贴好标识。诊室环境消毒填写《诊室消毒记录表》，明确区域责任人，每日不定期检查和监督，确保日常工作落实到位。

（4）人力资源调配：保证重点诊区的人力资源配置，将工作量下降的诊区工作人员抽调到重点诊区，实行人力动态调整。保证重点诊区的防护工作严格落实，诊区工作人员相对固定，一旦有疑似病例发生，能够立即进行人员隔离，保证门诊工作正常进行。各诊区根据工作量动态调整人员排班。根据岗位对专业医疗知识的掌握要求，安排护理人员承担预检分诊岗，助理人员负责巡诊岗。

（三）消毒隔离

疫情期间严格执行国家卫健委及医院感染管理科的相关规定及要求，遵照《医疗机构消毒技术规范》《医疗机构内新型冠状病毒感染预防与控制技术指南（第一版）》和《新型冠状病毒肺炎期间诊疗区域环境清洁消毒管理规定》等文件。落实消毒隔离工作，加强监督管理。

1. 环境消毒

上午及下午医师出诊结束后，诊室进行环境消毒。①诊室开窗通风 30 分钟。②开窗通风后进行诊室擦拭消毒，普通诊室物品、桌面使用 500 mg/L 含氯消毒液擦拭，地面使用 1000 mg/L 含氯消毒液擦拭；呼吸科诊室使用 1000 mg/L 含氯消毒液擦拭诊室桌面、物品及地面。呼吸科诊区需增加环境清洁消毒次数，每日 4 次以上，人流量大时，增加消毒频次，加强通风，保持空气消毒机持续开放。动态调整保洁员工作时间，保证诊室每次出诊后到下次开诊前，能够及时完成清洁消毒，负责人每日检查，落实到位，呼吸科保洁员不与其他区域交叉。

发热或怀疑新冠肺炎患者就诊的诊室及转运电梯，在患者转运后使用过氧化氢或 1000 mg/L 含氯消毒剂进行全面喷雾（30 min）一常规擦拭清洁消毒（30 min）—再喷雾（30 min）—通风。喷雾消毒时应关闭门窗。

如遇可见污染物（如患者血液、分泌物、呕吐物和排泄物），少量污染物可用一次性吸水材料（如纱布、抹布等）沾取 5000 ～ 10 000 mg/L 的含氯消毒液（或能达到高水平消毒的消毒湿巾 / 干巾）小心移除；大量污染物应使用含吸水成分的消毒粉或漂白粉完全覆盖，或用一次性吸水材料完全覆盖后用足量的 5000 ～ 10 000 g/L 的含氯消毒液浇在吸水材料上，作用 30 分钟以上（或能达到高水平消毒的消毒干巾），小心清除干净。清除过程中避免接触污染物，清理的污染物按医疗废物集中处置。患者的排泄物、分泌物、呕吐物等应有专门容器收集，用含 20 000 mg/L 含氯消毒剂，按粪、药比例 1：2 浸泡消毒 2 小时。清除污染物后，应对污染的环境物体表面进行消毒。盛放污染物的容器可用含有效氯 5000 mg/L 的消毒剂溶液浸泡消毒 30 分钟，然后清洗干净。

2. 物品表面消毒

诊疗设施 / 设备表面等有肉眼可见污染物时，应先完全清除污染物再消毒。耐腐蚀设备采用 500 mg/L 有效氯消毒液擦拭，不耐腐蚀设备 / 器械采用 75% 乙醇消毒。高频接触点（如电梯按键、门把手、水龙头、自助机等）增加消毒频次，每日 4 次以上，由区域负责人负责检查，门诊管理人员每周巡查，发现问题，持续改进，切实做好疫情期间门诊消毒隔离工作。公共区域地面、座椅等用 500 mg/L 含氯消毒液擦拭消毒，每日 2 次，人流量大时，增加消毒频次。

（四）防护物资的管理

首先确保呼吸科、儿科、耳鼻喉科、口腔科等高风险一线科室的医用防护物资供应。根据医疗操作可能的传播风险制定医务人员个人防护物资发放标准，按照不同岗位、在岗人数进行个人防护物资的发放和使用。物资发放和使用实行科主任负责制，按属地化管理。遵照科学防护、避免浪费原则，实行物资请领、发放使用。在领取物资后，按岗按人进行发放，并做好发放登记，填写《临床科室防护物资发放情况统计表》并签字（表 2-3-2）。在下周期物资请领时需同时提供上周期《临床科室防护物资发放情况统计表》。

表 2-3-2　临床科室防护物资发放情况统计表

科室：　　　　　　　　　　　　　　　　　　病房：

发放信息			发放防护物资数量（个 / 件）											
发放时间	领取人岗位	领取人签字	工作帽（布）	工作帽（一次性）	医用口罩	医用外科口罩	医用防护口罩（N95）	工作服	防护服	隔离衣（普通）	隔离衣（防渗溅）	防护面屏	护目镜	鞋套	靴套

注：发放信息和物资种类可根据情况增加行或列　　　　　　　　　　　物资管理员签字：

三、问题及对策

（一）诊疗区域的重新规划

1. 门诊有多个科室在同一诊区共同出诊，疫情期间，实行特殊诊区分离单独管理。将呼吸科诊区从原内科诊区中分离，全面封闭管理，减少高风险患者与其他疾病患者的接触，降低就诊期间传染风险。

2．根据门诊工作量动态调整诊区布局，扩大产科等就诊人数多的诊区，合并就诊人数少的诊区，分散人流，降低人员密度。

3．关闭通风条件不好的诊室。门诊个别诊室没有窗户，通风条件较差，疫情防控期间，不能满足出诊后通风的要求，故予以关闭，重新调整出诊安排。

（二）密集人流的管理

1．实行号源动态管理　每日统计各科室门诊工作量，测算患者就诊需求量，动态调整出诊医生人数，实行有针对性地限制号源，在满足患者就医需求的同时，减少医患人数，降低人员密度。

2．工作人员人力资源动态调配　实施门诊工作人员整体调配，将工作量下降的诊区工作人员抽调到重点诊区，根据情况安排轮流休假，合理减少值岗人员。

3．实行分时段就诊，降低诊区内人员密度。

（三）疑似患者的管理

落实预检分诊工作，切实做好流行病学调查，根据筛查结果指导患者就医：①发热患者直接到发热门诊就诊；②体温正常，无流行病学史者门诊正常就诊；③体温正常，有咳嗽、咳痰、乏力、呼吸困难等感染症状，无流行病学史异常的患者，建议呼吸科就诊；④体温正常，有咳嗽、咳痰、乏力、呼吸困难等感染症状，有流行病学史异常的患者，建议到发热门诊就诊；⑤体温正常，无咳嗽、咳痰、乏力、呼吸困难等感染症状，流行病学史有异常的非急症患者，建议居家隔离14天后就诊。

就诊期间出现发热或怀疑新冠肺炎患者，在原诊室就地隔离。立即执行"门诊服务中心转运发热或怀疑新冠肺炎患者流程"（图2-3-2），联系门诊服务中心安排专人、专梯尽快转运，最大限度地减少与其他人员接触。准确、完整登记《可疑患者信息登记表》，以便联络、追踪。医务人员重新更换防护用品，更换诊室出诊。联系区域保洁主管，对隔离诊室进行气溶胶喷雾消毒（1000 mg/L 含氯消毒剂），首先关闭门窗，进行喷雾消毒，喷雾（30 min）—常规擦拭清洁消毒（30 min）—再喷雾（30 min）—通风，喷雾消毒时应关闭门窗。

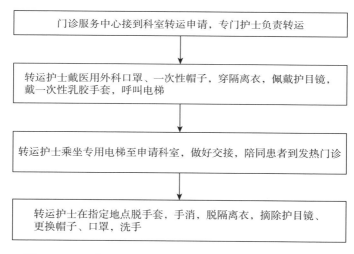

图 2-3-2　门诊服务中心转运发热或怀疑新冠肺炎患者流程

第四节　新冠肺炎疫情防控期间综合医院产科的护理管理

由于人群对于新型冠状病毒普遍易感，且孕产妇作为特殊群体，如感染新型冠状病毒，不仅影响其自身生命安全，且可能对胎婴儿造成一定影响，因而，做好孕产妇的管理，避免交叉感染十分重要。

一、科室特点

（一）人员特点

一方面，由于妊娠和分娩为自然过程，不能因为疫情的存在而改变其自然规律，因而产科是刚需的医疗服务，很难像其他专业一样，通过适当控制门诊量或手术量等方式来减少就医需求。另一方面，妊娠期孕妇由于激素水平变化，会出现上呼吸道黏膜增厚、水肿，易发生呼吸道感染等疾病。且分娩和剖宫产时，可能会出现大量体液暴露的情况，如阴道分泌物、羊水、阴道出血以及恶露，这些血液和体液的暴露增加了形成飞沫传播或气溶胶传播的风险，这些都会增加防护的难度。

（二）布局和硬件特点

很多综合医院产科诊区为了实现孕产妇门诊的一站式服务，产科诊区内实现了产检内容的多种功能于一体，包括诊室就诊、胎心监护、腹部超声检查、产前筛查和产前诊断转诊的预约等。这种布局在非疫情期间方便了孕产妇，但在疫情期间则因诊区内人员密度过大，增加了疫情防控的难度。

二、疫情防控期间产科的管理

本节内容将围绕孕产妇门诊管理和住院期间的管理，阐述综合医院在新冠肺炎疫情防控期间如何加强孕产妇的管理。

（一）工作流程

1. 门诊工作流程

（1）根据门诊量情况，调整门诊诊区设置，减少孕产妇聚集

新型冠状病毒感染主要通过飞沫和接触传播，而人员聚集最不

利于疫情的控制。疫情期间，由于很多其他专业科室减少了门诊量，使得综合医院的门诊空间相对空闲。医院门诊部可综合调整门诊各诊区的使用，将其他科室的诊区暂时调整给产科，从而扩大孕产妇就诊区域，有效地减少了孕产妇门诊聚集的情况。

但是，随着诊区扩大，疫情控制也需要增加很多工作，因而产科门诊需要的护士人力明显增加。针对这种情况，护理部和科室从院科两级进行人力调整，调派人力增援产科门诊，以保证产科门诊工作的顺利进行。

（2）梳理门诊区域孕产期服务内容，暂停或调整部分工作内容

尽管产前检查为刚需的医疗服务，但在产前管理过程中依然存在一些可能造成人群大量聚集的改善性医疗服务，这些工作在疫情期间可以暂停或者改用其他服务方式进行。我们通过梳理发现，孕妇学校、出生证办理这些服务均会导致人群聚集，而通过其他方式代替或者暂缓这些服务，对孕产妇和胎婴儿的安全影响较小。因而对于这几项工作我们在疫情期间进行了调整，暂停了线下孕妇学校授课，而利用微信、医院官网、热线电话等多种方式的宣教作为补充。控制出生证办理的数量，劝慰孕产妇和家属如无必须原因将出生证办理推迟到疫情之后，而因各种原因着急办证的情况则通过固定电话预约严格人数限制，减少不必要的人员聚集。同时对所有出入诊区的人员均进行流行病学筛查和体温测量。

（3）产科门诊预检分诊

医院在门诊大厅入口处设立了立式红外线体温测量仪，对每名进入门诊的患者进行体温测量。对于有流行病学史和（或）伴有发热和呼吸道症状的患者，门诊部派医务人员带领至发热门诊进行就诊排查。

孕产妇进入产科诊区前，在每个产科诊区的入口均设置了预检处，并派护理人员再次进行体温测量并填写流调表。对于体温

＞37.2℃的孕产妇，以及有流行病学史并伴有呼吸道症状的孕产妇，预检岗的护士立即联系门诊部指定电话，派专人负责带领孕产妇至发热门诊。

预检岗的护理人员防护要求为穿工作服、隔离衣，戴一次性帽子、医用防护口罩、护目镜。

严格限制家属进入诊区，对于出入诊区的每名患者均要求必须全程佩戴口罩，同时给予孕产妇提供快速手消液进行手卫生。

简化就诊流程，对于规律产前检查的孕产妇减少不必要的排队分诊，将原来部分护士承担的预分诊工作放在患者进入诊室后由医生进行。这样减少了患者排队次数，减少人员聚集。同时对于各种预约登记等内容，尽可能分散在不同的诊区进行，减少人员之间的交叉和聚集。

（4）诊室的管理

通过增加出诊单元数量、控制每个单元就诊数量、分时分诊等方法，减少诊区孕产妇的候诊数量和时间。同时，就诊时保证一室一医一患，减少孕产妇在诊室的交叉。将诊室选择在能够开窗通风的房间内进行，每日定时开窗通风至少 2 次，每次至少 30 分钟，诊室地面和物体表面使用 1000 mg/L 含氯消毒液擦拭 2 次。

对于有新冠肺炎高危因素的孕产妇，进行专人专病室就诊，同时提高医护人员防护级别和提供相应消毒隔离措施。这些因素包括：①流行病学调查表上有异常的孕产妇；②伴有发热或有呼吸道症状，但已被发热门诊或呼吸科排除新冠肺炎的孕产妇；③外地返回未过隔离期的孕产妇。医生的防护措施为穿工作服、隔离衣，戴一次性帽子、医用防护口罩、护目镜，进行阴道检查时戴一次性乳胶手套。该诊室每日地面和物体表面使用 1000 mg/L 有效氯溶液擦拭 2 次，并进行 2 次紫外线消毒，每次 30～60 分钟。每日开窗通风至少 2 次，每次至少 30 分钟。

（5）各种转诊患者的管理

很多大型综合医院产科不仅要接受下级医院的危重症转诊，同时还需要接收下级医院的产前诊断转诊。疫情之前，这些转诊孕产妇主要采取当日加号的方式完成就诊。但在疫情后，当日加号的形式增加了疫情控制的难度。对此，我们分析了两种不同转诊的急缓程度：产前诊断转诊尽管也是刚需，但是并非需要紧急就医的情况，而危重症转诊则需要绿色通道保证尽快完成。

对此，我们对于两种转诊制订了不同的防控策略。对于产前诊断转诊，我们制订的策略如下：①取消产前诊断转诊的现场加号，改为预约制度，转诊前由下级医院的医护人员对孕产妇进行流行病学调查和体温监测；②对于流行病学异常并且伴有发热或呼吸道症状的孕妇，下级医院先按照要求引导孕妇至发热门诊排查新冠肺炎；③所有产前诊断转诊孕妇预约就诊的时间均推迟至妊娠18周后，这项措施一方面减少了疫情期间不必要的过早转诊，另外也可以使外地返回未过隔离期的孕妇有时间窗进行居家隔离。

针对危重症转诊，我们制订的策略为：①患者就诊前在我院产科诊区进行严格的流行病学调查和体温测量，发现流行病学异常并伴有发热或呼吸道症状者，先引导至发热门诊排查新冠肺炎；②按照五色管理要求对转诊孕产妇进行危重症分级，橙色的孕产妇如有流行病学异常或返回时间未过隔离期，则给孕妇预约1周内的专家号；③红色孕产妇，分给指定医生加号就诊，根据患者的情况，必要时提高该医生的防护级别。

2. 病房工作流程

（1）增扩产科病房床位，分散住院孕产妇

很多综合医院产科病房多为3人间，这种密度不利于疫情的控制。疫情防控期间，需调整产科病区空间，可将其他科室病房调整为产科病房，以分散孕产妇的住院空间。调整后，产科住院孕产妇能够保证病室内最多收治 2 名孕产妇，且孕产妇之间床间距大于 1 米。

病室每日至少通风 2 次，每次至少 30 分钟。桌面等物体表面每日使用 500 mg/L 含氯溶液擦拭 ≥ 2 次，地面使用 1000 mg/L 含氯溶液拖地，每日 ≥ 2 次部分医疗设备使用后使用 75% 乙醇溶液进行擦拭。

（2）建立产科病房隔离区域

针对疑似病例，设立两个离污物通道最近的房间为隔离病室，一个房间作为隔离病房，另一个病房作为隔离产房使用，从而保证既能待产，也可分娩的需求。具体措施包括：①建造密闭隔断，形成独立的污染区和缓冲区；②病室房门贴封胶处理。由于新型冠状病毒的传播途径主要以飞沫传播和接触传播为主，由于产时、产后血液和体液暴露较多容易形成气溶胶，将病室房门进行贴封胶等处理，可减少气体的交换；③病室和缓冲区均放置空气净化设备，并保证其 24 小时运转；④关闭该病房所有中央空调，仅保留新风系统；⑤严格进行隔离区和非隔离区域垃圾处理区域的划分，实现隔离区和非隔离区垃圾独立处理，无通道和空间的交叉；⑥隔离区与非隔离区域分设不同保洁人员，并固定隔离区域保洁人员，对其重点进行个人防护和消毒隔离的培训；⑦隔离区内张贴各种标识和防护流程，方便医护人员参考。

（3）制订不同病情疑似 / 确诊新冠肺炎孕妇的收治策略

对于无需过多产科处理的疑似 / 确诊新冠肺炎孕妇，主要收治在发热病房。对于病情危重的疑似 / 确诊新冠肺炎孕产妇，收治在 ICU 负压病房。

（4）梳理新冠肺炎孕产妇的转运通道

由于新冠肺炎孕产妇可能出现在门诊或急诊，而收治地点和目的地可能是发热病房、产科病房隔离区、ICU、手术室等多个地点。

对此，对于不同发现地点。收治地点，目的地分别为发热病房、产科病房隔离区域、ICU、手术室的患者需要有不同的转运通道。转运通道的制订原则为：①如果可以进行室外转运情况下，尽量选择室外转运；②尽量选择人员密集度小的通道作为转运通道；③尽可能选择对办公区域、清洁区域影响小的通道；④如必须使用电梯进行转运，须指定专用电梯。

（5）病房收治患者的预检

病房门口设置预检岗位，由经过培训的门卫或护士对所有进入病区的患者和家属进行筛查，内容包括体温和流行病学调查。并且对于每位进入产科病房的孕产妇和家属均提供手消液，进行手卫生。如果体温＞37.2℃，或者有流行病学异常，则会第一时间通知病房护士。护士到病房门口时再次测量腋温，并重新核实流行病学情况及有无呼吸道症状，如发现异常，尽快联系医生并由专人引导患者先到发热门诊就诊。对于无流行病学异常的患者和家属，同时体温≤37.2℃，患者和家属持流行病学调查表到护士台后，护士第一时间测量腋温并核实流行病学调查表，无发热且无流行病学异常的孕妇正常流程安排床位。

如有流行病学异常，或返回时间未过隔离期，无论患者有无发热或者上呼吸道感染症状，均进行单间隔离。对于有发热或者上呼吸道症状的孕产妇，尽快启动院内会诊流程，同时提高医护人员的防护级别。对于有发热或者呼吸道症状的孕产妇，房间内放置人机共存的空气消毒机，医护人员防护措施包括工作服、一次性外科口罩（必要时戴医用防护口罩）、隔离衣、护目镜、一次性帽子，进行抽血或穿刺等操作时，戴一次性乳胶手套。

（6）病房内发现疑似新冠肺炎患者，产科病区间的转运流程

产科病房出现疑似新冠肺炎患者，均需转入隔离区域进行集中、定点收治，从而尽可能减少人员接触，和对于其他区域的交叉

传播，转运过程中需要专用通道。

（7）疑似 / 确诊新冠肺炎孕产妇医疗器械和胎盘的处理

产后或术后将可复用医疗器械用 2000 mg/L 含氯消毒剂充分喷洒后，用双层黄色医疗废物袋扎紧。然后在袋子外面使用 1000 ～ 2000 mg/L 含氯消毒剂进行全面喷洒后，放入器械整理箱或硬质纸箱，外贴红色标识，单独密闭放置，专人交接，并优先由消毒供应中心统一回收集中处理。

胎盘用两层标本袋装好后，外喷 1000 ～ 2000 mg/L 含氯消毒剂后，放入硬质纸箱，联系专门回收人员，尽快取走。

（8）隔离区域的终末消毒

由于分娩和剖宫产后均存在大量血液和体液喷溅的可能性，如出现阴道出血和羊水喷溅等，故对于收治疑似 / 确诊新冠肺炎的产科隔离区域进行终末消毒时需更加严格。终末处理规程包括 7 个环节：紫外线—气溶胶喷雾—通风—大量喷溅物消杀—气溶胶喷雾—通风—物表擦拭。同时，保洁人员须三级防护，见图 2-4-1。

（9）与儿科医护人员和手术室人员的交接通道及流程

疑似和确诊孕产妇不仅需要和手术室的工作人员进行交接，还可能与儿科医护人员进行交接。疑似和确诊新冠肺炎的孕产妇和新生儿的交接，不同于正常孕产妇和新生儿交接。儿科和手术室的医护人员需要在清洁区进行三级防护措施后，推转运车至缓冲区门口等待。产科医护人员从污染区将疑似 / 确诊孕产妇及新生儿送至缓冲区，双方科室进行交接。

（二）人员管理

1. 孕产妇和新生儿的管理

合理安排病室，尽可能保证每个病室最多 2 名孕产妇，同时加大床间距，保证床间距在 1 米以上。对于各种原因发热待排查的患工作人员防护视情况而定，如喷溅量大或有大量血液、体液等需三级防护。如喷溅量不大，穿一次性隔离衣、双层乳胶手套、帽子、N95口罩、护目镜、鞋套

疑似/确诊病例死亡或离院后，关闭门窗，紫外线照射30 min。半污染区照射60分钟

↓

电话通知保洁人员

房屋密闭，采用3%过氧化氢按照30 ml/m³全面喷雾消毒（需打开厕所门），密闭至少30 min

1. 被服等涉疫情医疗废弃物使用双层黄色医疗废弃物包装袋包装，后续按涉疫情医疗废弃物处理
2. 地面有可视污染物应使用5000～10 000 mg/L有效氯消毒液覆盖，移除后，采用1000 mg/L有效氯消毒液擦拭，作用至少30 min
3. 病室内（如桌面、治疗带、椅子）所有物体表面采用2000 mg/L有效氯消毒液擦拭，作用至少30 min
4. 病室内厕所使用2000 mg/L有效氯消毒液浸泡并擦拭马桶盖
5. 器械消毒按照器械消毒流程处理
6. 缓冲区地面和物表按照2000 mg/L有效氯消毒液擦拭，作用至少30 min

| 重 | 根据病室内污染程度 | 轻 |

再次采用3%过氧化氢按照30 ml/m³全面喷雾消毒，密闭至少30 min

密闭，紫外线照射至少30 min

开窗通风，至少30 min

通知总务清运涉疫情医疗废物及消毒电梯

1. 所有医疗废弃物按涉疫情医疗废弃物处理：双层包装袋、硬纸箱密封、贴标、登记、专人专车，使用污梯运送，污梯进行清洁消毒处理。暂存处使用1000 mg/L有效氯消毒液喷洒消毒
2. 护士负责治疗盘、治疗台、器械设备使用1000 mg/L有效氯消毒液擦拭或75%乙醇擦拭，可复用器械按供应室要求处理

注意事项：1. 处理顺序：先上后下，先里后外，先病室后厕所
　　　　　2. 严格一桌一巾，清洁用具严格分区使用，注意个人防护及手卫生
　　　　　3. 医疗废弃物严格分类收集放置

图 2-4-1　疑似／确诊新冠肺炎孕产妇病室终末消毒标准操作规程

者、有流行病学接触史的孕产妇以及自外地返回未过隔离期的孕产妇，均尽量提供单间。住院患者和家属均要求全程正确佩戴口罩，对于佩戴呼吸阀口罩的孕产妇和家属，由医院发放一次性外科口罩。

疑似 / 确诊新冠肺炎患者的新生儿娩出后禁止母婴接触，新生儿医生进行初步抢救后，立即转入儿科隔离区，并暂停母乳喂养。

2. 护理人员管理

疑似新冠肺炎孕产妇可能会出现在急诊区域、也可能会收治在发热病房以及产科隔离病区。由于产科护理的专业性较高，出现产科急症甚至临产需要接生等情况时，单纯依靠急诊和发热病房的护士很难完成孕产妇专科护理的工作内容。护理人员在常规管理的基础上，可建立新冠肺炎孕产妇产科应急护理小分队。

小分队由一名产科护士长、2 名工作 5 年以上的产科护士、以及 2 名助产士组成。如非产科隔离区收治了疑似 / 确诊新冠肺炎孕产妇，需要提供产科专科护理时，将启动产科护理应急小分队，要求队员在接到通知后 30 分钟内到岗。对所有应急队员进行以下内容的重点培训：可能涉及的收治区域的患者转运流程；穿脱防护服等个人防护知识；隔离区域终末消毒流程。

护士长负责在清洁区保证应急队员做好充分的防护后进入污染区，同时在清洁区为污染区出现紧急情况时进行协调和处理；助产士则是为了应对临产后的疑似 / 确诊新冠肺炎患者提供产程观察和接产等临床助产服务；产科护士应对重症抢救时需要较多专业护理技能时其他区域的人力补充。

3. 陪住和探视家属的管理

产科病房全面取消探视，并且严格控制和管理陪住家属。对于产前孕妇由护士长和管床医生共同判断是否需要陪住，严把陪住指征，减少不必要的陪住。分娩后的孕产妇最多可以陪住 1 名家属。所有进入病区陪住的家属均需进行流行病学调查并每日测量 2 次体温并记录。同时，凡是有流行病学史和（或）伴有发热以及呼吸道症状者，以及返回时间未过隔离期的家属均不允许陪住。陪住家属在孕产妇出院之前严格控制外出，并且要求必须在医院统一订餐，避免定外卖或家中送饭等情况。陪住家属需要全程佩戴口罩并加强个人防护知识的宣教，加强其手卫生。

产科病区特殊的情况为产程中孕产妇家属的管理。由于产程中病情变化快，且很多情况难以完全预计，因而经常会出现很多医疗问题需要紧急呼叫家属进行知情告知并签字。考虑到这种特殊性，可结合医院准入证的使用，在孕产妇临产后由助产士给家属开具准入证，并测量体温和进行流行病学调查，家属凭准入证可以进入产房大门外。医护人员到产房大门外与家属沟通并签知情同意。

4. 保洁员、配餐员及护工等的管理

孕产妇住院服务中不仅会接触医护人员，同时还会直接接触配餐员、护工等医疗辅助人员等。这些人员由于受教育水平相对较低，缺乏足够的防护知识，同时彼此之间更容易形成交叉传播。如配餐员不仅会直接接触孕产妇，还会和医院其他科室的配餐员之间接触，更加容易导致广泛的交叉传播，是孕产妇住院期间疫情防控的重点环节。疫情防控期间，暂停护工等辅助人员的服务，同时在加强配餐员和保洁员的个人防护培训基础上，重新调整配餐员和保洁员的服务范围。与医院的患者食堂管理人员联系，将孕产妇住院配餐由原来的点餐模式改成配餐模式，每餐固定菜品，减少配餐员配餐困难，从而减少与孕产妇接触的时间。同时要求配餐员订餐和发餐时不能进入病室，订餐在病室门口完成，发餐也仅下发到病室门口，由护士协助下发到病室。对于保洁员，要求凡是发热或有呼

吸道症状的孕产妇病室，在进行卫生清扫或消毒处理时，需在护理人员指导和监督下进行。

三、问题及对策

（一）如何在产科病房内改造，建立隔离区域？

综合医院的产科病房在疫情前多无严格的隔离区域，而新型冠状病毒不仅可以飞沫传播、接触传播，产科医疗环境下还可能形成气溶胶传播。单纯单间隔离很难形成有效的空间隔离，而一旦交叉，则很容易形成孕产妇和新生儿之间的扩散。因而，产科环境改造时需要设立严格的隔离区域，并进行空间、设备、防护措施的多种准备。

【对策】

1. 制订针对不同病情的孕产妇收治方案

对于病区内出现的疑似孕产妇，以及妊娠晚期预计需要较多产科干预的疑似孕产妇，收到产科病房隔离区域内集中诊治。

2. 隔离区域改造的注意事项

原有病房进行改造为隔离区域时需要考虑的内容包括：

（1）尽量选择靠近原有污物通道，且可以形成清洁区—污染区—缓冲区单向走向的病室作为空间改造的地点。作为隔离的病室需要有良好的通风条件。

（2）尽可能做好空气传播隔离的防护措施：污染区和缓冲区需要通过建造密闭隔断等措施，尽可能减少不同区域的空气流动。对于病室房门密闭性不好的情况，可以采取贴封胶等方法进行密封处理。

（3）污染区和缓冲区需要准备空气消毒设备，可以使用人机共存的空气消毒机，或者安装紫外线消毒设施，以方便进行空气消毒。由于新型冠状病毒对于紫外线敏感，设置隔离区域时可以提供紫外线消毒设施。

（4）新建的医院建筑多为中央空调，需要了解该区域中央空调的运作模式，必要时提前关闭该区域的中央空调设备。

（5）严格进行隔离区和非隔离区域垃圾处理区域的划分，实现隔离区和非隔离区垃圾独立处理，无通道和空间的交叉。污染垃圾处理是新冠肺炎感染防控中最重要也最困难的环节之一，尤其需要在环境设置时给予充分的考虑，务必保证隔离区域和非隔离区域无任何空间和通道的交叉。这些通道不仅需要医护人员知道，同时需要告知保洁人员、垃圾运送人员等，保证万无一失。

（6）隔离区与非隔离区域分设不同保洁人员，并固定隔离区域保洁人员，对其重点进行个人防护和消毒隔离的培训。

（7）隔离区内张贴各种标识和防护流程，方便医护人员参考。综合医院的产科医护人员与专门的传染病医院相比，防护知识相对不足，在隔离区域张贴各种穿脱防护服的流程、污染物品的处理流程等，可以帮助医护人员和保洁人员更好地掌握。

（二）如何在综合医院建立新型冠状病毒肺炎的产科应急护理小分队？

综合医院有以下特点：①收治的患者病情较重，综合医院多会收治各种转诊孕产妇，而新冠肺炎可能会在其他疾病的基础上增加了救治的困难；②较妇幼保健专科医院的护理人员相比，综合医院的非产科护士对于孕产妇的专科护理了解相对较少，尤其当出现合并症或者临产等问题时，更加需要产科专科人员帮助；③与传染病医院相比，综合医院的护理人员个人防护知识相对不足。

【对策】

选择产科骨干护士，组建既有熟练产科临床护理经验，又能经过短期培训胜任个人防护的应急小分队。应急小分队由产科护士长作为组长、2 名高年产科护士和 2 名高年助产士作为组员，采取备班制，从而保证如果其他非产科区域收治了疑似 / 确诊新冠肺炎的孕产妇，小组成员可以在接到通知后 30 分钟内到岗协助。

（三）如何做好产程中家属的管理？

由于产程中可能会出现各种难以完全预计的紧急情况，需要紧急联系家属知情和签字等，这种是产科家属管理中的特殊点。在管理这些家属的过程中，既要保证临床工作的需要，同时还需要加强家属的管理，减少家属带来交叉感染的风险。

【对策】

1. 暂停家属陪产

因为产房区域本身人员密度相对较大，且产科医生、助产士和孕产妇之间容易交叉，故在疫情期间，综合医院可采取暂停产程中家属陪产的服务。这一举措是否必须仍有争议。对于一些医院，如果能够做到单间完全隔离，且能够固定助产士和医生，在严格对家属进行症状和流行病学把控的情况下，可以继续实施产程中的丈夫陪产等人性化服务。

2. 使用准入证，严格家属管理

对于产程中需要交代病情的情况，在临产后电话对家属进行流行病学调查以及症状筛查，要求没有流行病学异常和症状的家属可以来院，并开具统一的准入证。家属持准入证在指定的等候区进行等候。需要交代病情时，电话通知家属来到产房门外，由医护人员到门卫进行知情和签字。

（四）如何制订产科病房内发现疑似患者后的转运流程？

对于病区内已住院孕产妇疑似的情况，因为这些患者多是合并较多产科专科疾病需要专科看护的患者，需转运至产科病房隔离区域内集中诊治。在病区间进行转运时，需要仔细考虑转运流程，以减少对区域内其他孕产妇和工作人员的影响。

【对策】

流程制订时不仅需要制订转出病房的通道和流程，同时要考虑转入病房的通道和流程。对于接收患者的区域，已经接触了疑似/确诊患者的工作人员不能通过清洁区进入隔离区，而是需要在缓冲区更换防护服后方可进入隔离区域进行继续的护理该患者的工作。而对于尚未接触患者的医护人员而言，则需要通过清洁区放好防护服后进入隔离区域。所以，产科隔离区域需要制订不同人员进入隔离区域的双通道，并且每个通道放置防护物品并张贴流程图（图 2-4-2）。

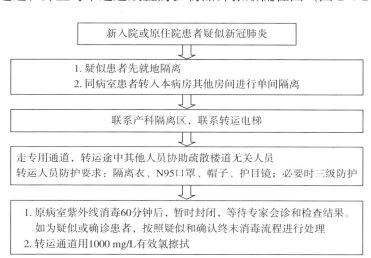

图 2-4-2　病房疑似新冠肺炎患者转运至产科隔离区流程图

第五节　新冠肺炎疫情防控期间儿科的护理管理

自 2019 年 12 月以来，新冠肺炎已出现迅速传播的临床流行病学特征，经呼吸道飞沫和接触传播是主要的传播途径。由于人群对于新冠肺炎普遍易感，且该病具有家庭聚集性发病的特点，因此，儿童新冠肺炎防控亦很重要。已有报道儿童确诊病例，并已出现危重病例和早期新生儿感染，为了在新冠肺炎流行期间做好儿童的防控管理，要从患儿门急诊预检分诊、门急诊分区管理、门急诊疑似病例管理、入院流程、新生儿住院患儿管理、普儿住院患儿管理、陪住探视管理以及孕妇新冠肺炎疑似病例或确诊病例分娩新生儿的隔离管理方面制订相应的制度流程，在保障患儿安全的同时亦保障工作人员的安全。

一、科室特点

（一）人员特点

综合医院儿科就诊患者年龄跨度大，涉及学科多，病种复杂；儿童本身为发热及呼吸道感染性疾病的高发人群，冬春季是患儿呼吸道感染性疾病发病的高峰期，以发热为主要表现的呼吸道感染患儿占据了绝大部分门诊量。目前新冠肺炎流行也正值冬末春初，轻型或普通型新冠肺炎患儿发病初期表现与普通发热患儿的呼吸道临床表现存在相似之处；儿童患者陪护的家人较多，交叉感染概率大，容易发生家庭聚集性发病，使得患儿的流行病学史变得复杂，给儿科患儿新冠肺炎的早期诊断和识别带来一定的挑战。

（二）布局和硬件特点

非疫情期间，绝大多数综合医院儿科门、急诊尤其在冬季以诊治呼吸道感染患儿为多，但并未设置严格的分区进行诊疗，儿科门、急诊的设置使得感染患儿及非感染患儿之间容易产生交叉感染。

二、疫情防控期间儿科的管理

（一）预检分诊的管理

1. 根据患儿是否发热和有无感染症状进行分区就诊管理：将原有门、急诊诊区和专家诊区进行梳理，改变部分房间功能，将儿科门诊诊区分为发热和（或）感染症状、非发热和（或）非感染症状两个诊区，发热和（或）感染诊区；发热和（或）感染诊区根据患儿流行病学史情况分为新冠肺炎就诊区和普通感染诊区。

2. 分区诊疗，每个诊区设有单独的出入通道。两类患者分别在单独诊区内完成流调、测体温、分诊、挂号、就诊、化验、取药及治疗，从而避免交叉感染。

3. 依据诊疗方案，在医院的流行病学调查表的基础上制订儿科流行病学调查表，增加陪诊人员信息，并在医务处备案。

4. 设置流调岗位，在诊区门口设有专人负责监测体温（患儿及陪诊家长，家长体温 > 37.2℃时，由工作人员陪同到发热门诊就诊），指导流行病学调查表的填写，告知患儿家长如实填写，避免空项、漏项。

5. 调整儿科就诊患儿的挂号方式，暂停所有对外预约方式，所有就诊患儿根据不同的就诊原因到相应诊区门口进行流行病学调查后分诊。

6. 充分利用自助机等设施 鼓励患儿家长挂号、缴费均在自助机完成，减少窗口挂号，避免交叉感染。

7．儿科本科室的各项检查如：智力测试、头颅超声、心电图、胃电图、肺功能及脑电图等检查除急诊外，全部改为分时段预约制。

8．儿科门急诊新冠肺炎疑似患儿隔离观察期间的管理

（1）一旦发现新冠肺炎流行病学史阳性病例，护士立即执行疑似和确诊病例工作流程：立即发给患儿及家长医用外科口罩，安排患儿和家长至隔离病室候诊，护士通知接诊医生，减少患儿及家长在候诊区暴露时间，保证其他就诊患儿的安全。

（2）流行病学筛查阳性病例患儿在专门隔离室候诊、就诊、治疗、筛查及隔离，在未解除期间禁止随意出入隔离室，护士做好宣教。

（3）疑似新冠肺炎病例患儿确需转运时，应使用路途最短、人流最少的路线，转运前与转运目的地做好沟通，提前做好防控措施。

（4）疑似病例的上报与记录：每日住院总医生负责询问护士上报前一日疑似病例数，启动科内和院内专家会诊次数，数据上报给医疗主任，医疗主任上报医务处，每日护士负责记录启动科级及院级会诊登记表。

（5）疑似新冠肺炎病例留观期间，护士每班巡视患儿情况并做好记录。

（二）入院管理

1．门诊入院

（1）患儿家属给予患儿办理住院前须填写住院患者流行病学调查表（以下简称流调表），住院总医生再次电话确认流调信息。

（2）患儿家属携带填写好的流调表到住院处办理手续。

（3）患儿及家属进入病区前，病区门口工作人员在病区门外为患儿及家属进行体温测量、快速手消毒，家属需出示携身份证、填

写好的流调表和住院手续，并填写登记信息表。

（4）接诊护士核查流调表内容，符合要求方可办理入住手续。

（5）告知患者家属病房探视管理规定，指导其正确佩戴口罩等个人防护的知识。

（6）新入院患儿需家属协助办理入院手续，陪同人员仅限 1 人。

2．产科入院

（1）新生儿家属给予患儿办理住院前，儿科驻产科医生应了解患儿及家属人员情况，如有近两周内有无疫区旅行史或居住史，或 14 天内曾经接触过来自疫区的发热或伴有呼吸道症状、消化道症状患者的人员；经北京口岸入境，尤其是来自韩国、意大利、伊朗、日本等国家，是否有聚集性发病（2 人及以上）。

（2）儿科驻产科医生联系病房住院总医生，住院总医生再次电话确认流调信息。

（3）余流程同"门诊入院流程"。

3．外院转入

（1）住院总医生接到外院转运申请，与申请转运医院医生电话完成首次流调询问，了解患儿及家属情况，如有近两周内有无疫区旅行史居住史，若 14 天内曾经接触过来自疫区的发热、伴有呼吸道症状、消化道症状患者的人员；经北京口岸入境，尤其是来自韩国、意大利、伊朗、日本等国家有聚集性发病者，不可转院。

（2）转运医生到达转运医院，让患儿家属填写流行病学调查表（以下简称流调表），护士给予新生儿及家属监测体温，转运医生将患儿及家属体温结果登记于转运记录中，完成转运。

（3）余流程同"门诊入院流程"。

（三）人员管理

1．陪住人员管理

（1）住院患儿是否需要陪住，由病房主管医生和护士长根据病情决定。

（2）确需陪住的只能固定 1 位家长全程陪住，鼓励其他家属使用微信或视频手段与患儿联系。陪住人员需持有病房签发的陪住证进入病房，停止时需将陪住证交回护士站，护士根据陪住信息，每日进行 2 次陪住证核查。

（3）入院时有呼吸道症状或发热（体温＞ 37.2℃）家长谢绝陪住，引导其至发热门诊就医。患儿住院期间，护士每日 10:00—14:00 对陪住家长进行 2 次体温测量，了解有无呼吸道症状，并进行记录。

（4）家长陪住期间需自觉、全程、正确佩戴口罩，勤洗手，护士巡视病房时重点关注口罩佩戴情况。

（5）家长陪住期间禁止点外卖及其他家属送餐。

（6）陪住家长不能随意进入其他病室，禁止随意外出。

2．来访人员管理

（1）在新冠肺炎防控期间，做好门禁管理，谢绝家属到病房内探视。

（2）新生儿或普通儿科病房无陪护患儿如因病情变化需要家属来院时，主管医生须填写准入证，填写完整的准入证后由相关人员将准入证交到固定窗口。

（3）主管医生在通知时，需告知来院患者家属携带身份证，同时了解来院人员情况，如近两周内有疫区旅行史、居住史，或 14 天内曾经接触过来自疫区的发热或伴有呼吸道症状、消化道症状患者的人员；经北京口岸入境，尤其来自韩国、意大利、伊朗、日本等国家，有聚集性发病（2 人及以上）者，不可来院。告知来院者当日须在病房门口进行体温测试，确保无发热（体温≤37.2℃）、咳嗽等症状，并须全程、自觉、正确佩戴口罩。

（4）主管医生告知家属来院当日到指定窗口填写流调表，符合管理要求者领取准入证并携带流调表后方可进入病房。

（5）进入病区大门时，需在门外完成体温测量，进行手卫生，同时完成信息登记。

（6）来院人员进入病房需携带身份证，护士核查流调表并按要求存放，按照要求登记来访人员信息并上报。

3. 工作人员管理

包括医生、护士、其余人员（医辅、保洁员、配餐员、技术人员等）。

（1）工作人员去向管理

1）出入京管理：新冠肺炎疫情防控期间，工作人员无特殊情况不得离京，特殊情况必须离京者需提出书面申请，科主任签字交给院办和院感部门备案，未经请假外出者将追究个人和科室的管理责任。

2）暂停所有京内和京外的学术活动，包括院外会诊。特殊情况请对方医院通知医务处后再由科室派人去会诊。

3）每周填报在岗和备班人员名单，人力资源交由医院统一调配，保持通讯联络通畅。

（2）工作人员健康状况监测

1）新冠肺炎防疫期间，每日对儿科所有工作人员进行健康状况监测，测量体温，及时发现潜在危险，包括：护士、医生（包括进修医生、规培生）、卫生员、保洁员、配餐员、医辅人员、总务人员；每日8:00医护晨交班前进行在岗人员体温测量及记录，体温＞37.2℃者，当事人立即上报病房护士长，护士长逐级上报。

2）与工作人员密切接触者出现体温＞37.2℃、干咳、乏力等症状时，当事人立即上报护士长，科室进行人力调配。当事人及其密切接触者居家隔离，每日上报体温及健康状况，直至正常。

3）每日完成体温测量后使用75%乙醇纱布对设备表面进行擦拭消毒，及时盖保护盖，定点存放，定期校正。

（3）培训管理

1）建立儿科新冠肺炎防控防护培训体系。

2）设置部门培训专员，统一儿科全员培训内容。

3）多种培训方式：视频学习、晨间更新材料学习、场景模拟。

4）考核方式：现场提问、试卷、问卷星等方式，大科统一制定考核内容，统计分析考核效果，持续改进。

5）疫情防控期间，相关知识内容多，更新快，制订统一培训内容，培训专员提炼重点内容进行重点培训。

（4）工作人员调配

1）针对新冠肺炎疑似/确诊病例建立隔离病房的后备护理人员库。

2）人员库要求：在本部门工作3年级以上的护士。

3）当值人员进入隔离病区后，原有岗位有大科进行人力调整补充。

（四）新冠肺炎防疫期间疑似病例或确诊病例管理

1. 儿科普通病房出现疑似/确诊新冠肺炎患儿的护理预案

（1）收治疑似/确诊新冠肺炎患者，给予患者放置于隔离病房；病房原有患儿诊断为疑似/确诊新冠肺炎时，就地单间隔离。

（2）当班护士立即上报护士长，护士长逐级上报。

（3）固定护理人员护理该患儿，护理人员按照医院要求，正确穿戴防护用品进行防护。

（4）护理该患儿期间，尽量使用一次性物品（心电电极片、血氧饱和度探头、雾化面罩、呼吸机管路套装等）及专用设备（心电监护仪、负压装置、氧气装置、空气压缩泵等）；谢绝探视。

（5）隔离排查期间由科室护士长负责联系膳食科给予送餐，由固定护理人员发放。

（6）疑似患儿两次检测结果为阴性（采样时间间隔至少 1 天），该患儿解除隔离。

（7）确诊患儿病情稳定，由主管医生尽快联系转入指定医院进行治疗，重症或危重症病例需要请示医院决定是否转诊以及下一步治疗方案。

（8）转运准备：转运前为患儿及陪护家长佩戴医用外科口罩，医务人员按要求防护，提前联系转运车辆，与转运目的做好沟通。

（9）转运路线选择：①尽量选择人员密集度小的通道作为转运通道；②尽可能选择对办公区域、清洁区域影响小的通道；③如必须使用电梯进行转运，须固定电梯。

2. 疑似 / 确诊新冠肺炎产妇生产出疑似新生儿时

（1）疑似病例诊断标准：患儿符合新冠肺炎的临床表现和临床流行病学史，但尚无实验室依据。

【流行病学史】

1）其母亲有新型冠状病毒感染病史；

2）在新型冠状病毒感染病例报告或流行地区有居住史；

3）家庭或照护者有新型冠状病毒感染病史；

4）发病前 7 ～ 14 天内与疑似或确诊新型冠状病毒感染患者有密切接触史。

【临床表现】

1）难以用其他病原感染解释的新生儿肺炎；

2）发热或体温不高；

3）反应低下；

4）呼吸急促；

5）有胸部影像学改变等。

此外，需要指出的是，在分娩前 14 天和分娩后 28 天以内的有新型冠状病毒感染病史的母亲分娩的新生儿，或者新生儿期间直接暴露其他有新型冠状病毒感染病史的接触者（包括家庭成员、医护人员、探视者），无论有无症状，也应考虑疑似感染病例。

（2）确诊病例诊断标准：疑似病例，具备以下病原学证据之一者：

（1）呼吸道标本或血液标本实时荧光 RT-PCR 检测新型冠状病毒核酸阳性；

（2）呼吸道标本或血液标本病毒基因测序，与已知的新型冠状病毒高度同源。

（3）疑似 / 确诊新冠肺炎新生儿护理预案

1）当班护士接到病房住院总医生告知要接收疑似新冠肺炎产妇生产的新生儿时，启动应急医护人员转运机制，准备转运设备，电话通知护士长。

2）当班护士进入隔离病房做接收患儿的准备工作：如连接呼吸机、心电监护仪等。

3）转运护士推封闭式暖箱（抽屉内放置非医疗物品）、抢救盒同医生一起转运，产科为转运人员提供防护用品。

4）转运路线选择：①尽量选择人员密集度小的通道作为转运通道；②尽可能选择对办公区域、清洁区域影响小的通道；③如必须使用电梯进行转运，须固定电梯。

5）对于原患儿出现疑似症状进行原地单间隔离。

6）由转运护士固定负责护理该患儿，护理人员按照医院要求进行防护，启用应急防护盒，采取双层防护：底层戴医用防护口罩、工作帽、乳胶手套，穿医用防护服，外层穿一次性防渗透隔离衣，戴工作帽、医用外科口罩、护目镜或防护面屏，必要时佩戴呼吸头罩。

7）患儿接触物品固定使用（心电监护仪、暖箱、呼吸机、负压装置、氧气装置、抢救盒）；尽量试用一次性物品（心电电极、氧饱和度监测探头、血压袖带、肤温探头、非医疗用品）；启用应急药品盒；启用应急物资盒。

8）消毒隔离

①患者使用呼吸机辅助呼吸时，呼吸机呼气端放置过滤器，24 h更换1次。

②患者气管插管时采用密闭式吸痰管吸痰，24 h更换1次。

③冷凝水收集桶（250 mg/100 ml）24 h更换1次。

④遵医嘱使用配方奶喂养，可用20 ml注射器连接奶嘴喂养，用后直接弃去。

⑤护士每班负责治疗盘、治疗台、使用中的仪器设备用1000 mg/L含氯消毒液擦拭或75%乙醇擦拭。

⑥可复用器械按供应室要求用2000 mg/L含氯消毒液完全淋湿套入双层黄色垃圾袋封装，放入硬纸箱密封，红色标明"新冠医废"字样，联系供应室。

⑦其他消毒隔离和终末消毒按照统一消毒隔离制度执行。

⑧疑似患者两次检测结果为阴性，该患者解除隔离；确诊患者则由医生联系转院进行进一步治疗。

⑨在有效防护前提下，直接参与该患者护理的人员充分做好个人卫生后，可居家隔离。

（五）院感防控

1. 防护物资的管理

疫情防控期间，为了合理有效地利用医疗防护用品，切勿防护过度或低于防护级别，根据国家卫健委的要求，按照儿科工作人员暴露的危险程度进行防护用品配置，制订儿科防护用品使用及管理制度，严格防护用品管理，既要保证工作人员的安全，又要杜绝浪费。

（1）护士长负责病房工作人员防护物资的计划和请领。

（2）病房所需防护物资需定点放置，上锁保管。

（3）防护用品发放根据每日岗位设定，岗位人数与工作时长相结合配备，实名发放并填写病房防护物资领取登记表，每人一套。

（4）医护人员按照防护要求进行标准防护，正确佩戴防护用品。

2. 环境消毒管理

（1）儿科门诊

1）日常清洁消毒：增加环境清洁消毒频次，5 次 / 日（早班 2 次，晚班 3 次）并加强通风，人流量大时，增加消毒频次，无法通风的房间空气消毒机 24 小时持续开放。注重细节管理，分诊台监控保洁员特殊位置（如门把手、桌面等）和公共区域（如休息室、更衣室）的消毒落实与记录。就诊患者使用后笔由负责流调工作人员每次使用后消毒，流调表统一收集，专门放置。

2）随时消毒：在传染源存在时对可能污染的环境和物品及时进行消毒。在日常消毒的基础上，增加通风及空气消毒频次。

3）新冠肺炎疑似或确诊病例患者转出、死亡或解除隔离后隔离室的终末消毒方法：

①环境消毒：紫外线照射 30 分钟后，使用 3% ~ 5% 过氧化氢 30 ml/m³ 进行全面喷雾（密闭作用 30 min）—— 房间内物品按要求进

行终末处理—再喷雾（作用 30 min）—紫外线照射 30 分钟—通风；喷雾消毒时应关闭门窗。

②垃圾处理：均按医疗垃圾处理，使用双层医疗废物包装袋包装，满 3/4 后喷洒消毒剂，进行密封包装，封口处用 2000 mg/L 的含氯消毒液喷洒装入一次性耐压硬质纸箱内并密封，密封后禁止打开，纸箱表面用红色记号笔标注"新冠医废"，电话通知保洁室统一收集并交接签字。

③被服和隔离衣：放双层绿色垃圾袋进行包装密闭，封口处用 2000 mg/L 含氯消毒液喷晒"新冠医废"送洗衣房交接签字统一处理。

④治疗盘、治疗台、耐腐蚀的器械设备使用 1000 mg/L 有效氯消毒液擦拭，不耐腐蚀的仪器用 75% 乙醇擦拭。

⑤处理顺序：先上后下，先里后外，先病室后厕所；严格一桌一巾，清洁用具严格分区使用，注意个人防护及手卫生。

（2）儿科普通病房

1）病区所有物体表面：1000 mg/L 含氯消毒剂，每日 ≥ 2 次，门把手、电梯按键等高频次触摸区每日 ≥ 4 次。有污染时随时清洁消毒。

2）病区所有地面及墙面：1000 mg/L 含氯消毒剂，每日 ≥ 2 次，有污染时随时清洁消毒。

3）病室、办公室、治疗室、操作间及工作人员休息区：紫外线照射 30 分钟或开窗通风 30 分钟，每日 ≥ 2 次。

4）所有的辅助检查均开具床旁医嘱，辅助检查人员按来访人员管理，检查仪器在进入病区前予 1000 mg/L 含氯消毒剂或 75% 乙醇喷洒消毒。

5）住院患儿均安排入住单间。

（3）新生儿病房及新生儿重症监护病房（NICU）

1）执行院内感染防控规定，儿科新生儿病房增加消毒频次至 4 次 / 日，增加消毒毛巾、拖布至需要量。

2）加强通风，每日 2 次，每次 30 分钟。护士由当日组长负责监督执行情况并签字，医生由夜班医生签字。

3）紫外线消毒：每日 1 次，每次 1 小时。不同区域指定紫外线车消毒。

4）空气：NICU 为层流病房，恢复室有 24 小时空气消毒柜持续开放，每班检查空气消毒柜工作状态，并记录在《NICU 病房环境监测本》。

5）地面：普通病室为 500 mg/L 含氯消毒剂拖地，每日 4 次；感染隔离病室为 1000 mg/L 含氯消毒剂拖地，每日 4 次。

6）物体表面：1000 mg/L 含氯消毒剂，每日 4 次，有污染时随时清洁消毒。地面和物体表面清洁消毒记录在《NICU 病室清洁消毒记录表》。

7）外来入病房的仪器、推车（包括：床旁胸片机、床旁 B 超机、转暖箱、器械车、婴儿车等）入病房前用 1000 mg/L 含氯消毒剂喷洒消毒。

8）新生儿病房暂停收取母乳工作，暂停袋鼠式护理。

三、问题及对策

（一）门、急诊诊区如何进行分区诊疗

儿科门急诊尤其在冬季以诊治呼吸道感染患儿为多，但并未设置严格的分区进行诊疗，加之儿科门急诊设置的出入口相对较多，存在人员穿流问题，儿科门、急诊就诊患儿需要检查末梢血常规时需要去成人急诊检验科，以上现象均易容易产生交叉感染。针对以上问题，在新冠肺炎疫情期间对策如下：

1. 将原有门、急诊诊区和专家诊区进行梳理，改变部分房间功能，根据患儿是否发热和有无感染症状进行分区就诊：将儿科门诊诊区分为发热和（或）感染症状、非发热和（或）非感染症状两个诊区，发热和（或）感染诊区根据患儿流行病学史情况分为新冠肺炎就诊区和普通感染诊区。

2．所有发热、有呼吸道等感染症状的患儿均在一层完成测体温、流行病学调查、挂号、就诊、缴费、取药及治疗。

3．所有非发热患者和无呼吸道等症状的非感染患儿在儿科门、急诊二层就诊：患者由门诊大厅直接进入儿科门诊二层，在二层诊区内完成测体温、流调、挂号、就诊、缴费。

4．通道的管理　关闭儿科门急诊通往成人门诊的通道，关闭儿科门急诊通往其他楼层的电梯间通道。

5．门的管理　儿科门急诊正门安装门铃，就诊时按铃开门，其他通道门设立双门禁。

6．经医务处、医院在儿科门急诊发热、感染症状诊区设置儿童专用药房。

7．护理部与检验科负责人协商，白天 8:00—17:00 检验科人员入驻儿科门急诊现场取血，夜间 17:00—次日 8:00，儿科门急诊护士负责末梢血取血工作。

8．儿科门急诊护士去检验科培训并考核末梢血操作。

（二）如何满足疫情防控期间患儿对非医疗用品的需求

住院期间新生儿、儿童必需的非医疗用品（如尿裤等）、物品等均需患儿家长购买并送至病房，易造成交叉感染，针对以上问题，在新冠肺炎防疫期间对策如下：

1．主管医生电话告知患儿家长购买患儿所需的非医疗用品，同时进行流调，符合条件者告知具体接收地点及时间。

2．病房指定专人在约定时间及地点予以接收，双方签字。

3．接收的物品使用 1000 mg/L 含氯消毒液集中喷洒消毒，30 分钟后带入病区。

（三）综合医院儿科住院病区无传染病隔离病室，如何满足疑似 / 确诊病例的收治需求

儿科住院病区均无新冠肺炎隔离病室，针对以上原因，如下：

1．严格分区，合理布置

（1）联系相关部门现场办公，进行隔离病室的改造，做好区域划分，设置污染区、缓冲区和清洁区。

（2）检测治疗带功能，确保氧源、气源、负压吸引等治疗设施处于完好备用状态。

（3）备好抢救物品、药品、应急物资、防护用品等。

（4）各种标识清晰：区域标识、流程图（穿脱戴防护用品、工作流程、标准化操作等）

（四）如何有效利用防护物资

新冠肺炎防控期间，为了保证工作人员安全，合理使用防护用品，根据防护级别配备防护用品，具体措施如下：

1．护士长负责病房工作人员防护物资的计划和请领。

2．病房所需防护物资需定点放置，上锁保管。

3．防护用品根据每日岗位设定发放，将岗位人数与工作时长相结合配备，实名发放（图 2-5-1）并填写病房防护物资领取登记表（图 2-5-2），每人一套。

4．医护人员按照防护要求进行标准防护，正确佩戴防护用品。

5．不同部门根据不同防护级别进行防护用品的配置。

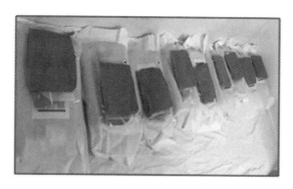

图 2-5-1　防护用品发放

NICU 病房防护物资领取登记表										
日期	领取人签字	一次性工作帽	一次性医用口罩	一次性外科口罩	医用防护口罩	护目镜	一次性隔离衣	一次性鞋套	防护服	其他

图 2-5-2　病房防护物资领取登记表

（1）儿科门急诊发热诊区工作人员防护要求：日常诊疗活动穿戴工作服、工作帽（一次性）、医用外科口罩 / 医用防护口罩。

（2）口罩、隔离衣；采集呼吸道标本时，戴医用防护口罩和防护面屏 / 护目镜；接触血液、体液、分泌物或排泄物时加戴乳胶手套，戴口罩前和摘口罩后应做手卫生操作。气管插管、支气管检查、气道护理和吸痰等可能发生气溶胶或喷溅操作时，戴医用防护口罩、防护面屏 / 护目镜、乳胶手套、穿医用防护服（一次性），可加穿一次性防渗透隔离衣，必要时佩戴呼吸头罩。

（3）儿科门急诊二层普通诊区工作人员防护要求：统一佩戴一次性帽子、医用外科口罩，穿工作服（白大褂）、普通隔离衣，戴乳胶手套。

（4）儿科病房工作人员防护要求：儿科病房日常工作防护穿工作服，戴一次性帽子和医用外科口罩，严格执行手卫生，可能接触患儿血液、体液、分泌物时加戴乳胶手套。气管插管、支气管镜检查、气道护理和吸痰等可能发生气溶胶或喷溅操作时，穿隔离衣，戴医用护目镜或防护面屏。

第六节　新冠肺炎防控期间负压病房的护理管理

重症监护病房是医院集中监护和救治重症患者的专业病房。疫情防控期间，很多综合医院的重症监护病房会设置负压病房以收治危重疑似病例，是暴露风险极高的场所，必须做好人员的隔离与防护，在挽救患者生命的同时避免交叉感染。

一、科室特点

（一）人员特点

危重型新冠肺炎患者经常需要呼吸支持及其他脏器支持，包括使用经鼻高流量或呼吸机辅助呼吸，需要紧急留置气管插管、中心静脉导管、动脉导管，甚至需要连续性血液净化（CCBP）、主动脉内球囊反搏（IABP）、体外膜肺氧合（ECMO）等支持治疗。综合医院的医护人员传染病防护技术相对不足，需要医护人员不仅具备重症监护能力、心理抗压能力，还需做好个人安全防护。

（二）布局和硬件特点

负压病房在收治新冠肺炎疑似患者期间，将正压病房与负压病房区域分开，将负压病房划分污染区、缓冲区、清洁区并贴明显标识。区域内使用独立的患者运送通道、垃圾通道，物流通道、主管新冠肺炎患者的医护人员与其他工作人员分别走不同通道。设立专用医护人员休息室。负压病房内定点放置监护仪、呼吸机、输液泵及微量泵、负压装置及其他抢救仪器等设施。作为综合医院内部收治危重传染病患者的场所，做好日常规范化管理非常重要。

二、疫情防控期间负压病房的管理

负压病房收治新冠肺炎患者时需全局统筹安排，做好工作人员管理、物资管理、消毒隔离管理、仪器设备管理、探视管理、抢救管理等工作，同时保障正常诊疗护理活动。

（一）工作流程

1. 新冠肺炎患者收治期间的管理

（1）收治前准备

1）新冠肺炎防控物资准备

【清洁区】 医用防护口罩、防护服、物资存放桌、椅子、一次性工作帽、靴套、乳胶手套、手消液、消毒喷壶、穿衣镜等。

【缓冲区】 医用外科口罩、一次性工作帽、一次性隔离衣、护目镜/防护面屏、乳胶手套、一次性鞋套、消毒喷壶、含氯消毒剂、红色"新冠医废"垃圾标识、面屏暂存盒、空纸箱、胶带（封垃圾箱用）、锐器盒、垃圾袋、双层不锈钢车、手消液、抢救药、电话、标本专用容器、穿衣镜等。

【污染区】 含氯消毒剂、消毒喷壶、红色"新冠医废"垃圾标识、面屏暂存盒、锐器盒、垃圾袋、手消液、标本专用容器等。

2）穿一次性防护用品流程

【清洁区】 流动水洗手→戴医用防护口罩，做气密性检查→整理头发戴一次性工作帽 → 穿防护服，注意不可接触地面 → 带内层乳胶手套 → 穿靴套手卫生后进入缓冲区。

【缓冲区】 手卫生→戴医用外科口罩→戴一次性工作帽→穿一次性隔离衣→戴第二层乳胶手套 →护目镜／防护面屏→穿鞋套手卫生后进入污染区。

3）脱一次性防护用品流程（原则是先脱污染最严重的物品）。

【污染区】 手卫生→ 摘护目镜／防护面屏 → 手卫生→脱一次性隔离衣和外层乳胶手套→ 手卫生→ 脱外层鞋套 → 手卫生→摘一次性工作帽→手卫生→摘医用外科口罩→ 手卫生后进入缓冲区。

【缓冲区】 手卫生→脱防护服、乳胶手套及靴套，注意手勿碰触防护服外表面，防护服不可接触地面 → 手卫生后进入清洁区。

【清洁区】 手卫生→摘一次性工作帽及医用防护口罩→ 流动水洗手。

（2）转入流程

1）经专家组会诊确认为疑似／确诊新冠肺炎危重症患者，由医务处决定是否需转入负压病房，确认后由医务处通知相应科室主任准备接收。

2）急诊室或发热门诊负责转运的工作人员按要求做好防护后，护送患者使用专设转运路线。

3）转运路线：医院专设路途最短，人流最少的路线进行转运，经污染电梯转至负压病房。

4）负压病房医护到位，各项准备工作就绪，电话通知电梯室收治患者时间，电梯工作人员做好消毒准备，并控制电梯。

5）转运人员与负压病房医护详细交接患者病情，包括患者流调表、诊疗经过、既往史、出入量等信息。

6）转运车：交接后由转运人员负责将患者被服用双层医疗垃

圾袋包裹后放于转运车上，用缓冲区 1000 mg/L（含氯消毒剂）喷消转运车再推出缓冲区，由污染电梯离开，回去后进行终末消毒。

7）电梯消毒：转运人员离开后，负压病房护士负责通知电梯保洁人员对电梯进行终末消毒。

8）随同人员：必须戴口罩，不可进入重症病房大门，须在污染电梯间等候。与负压病房医护签署相应文件，家属备齐物品，并告知谢绝探视，谢绝送饭，由膳食科统一订餐及配送。

9）留下家属联系方式，待家属离开后，负压病房卫生保洁人员对楼道及电梯间进行全面消毒。

（3）医嘱核对流程

1）新开医嘱：由办公岗初审并打印执行单及条码，连同药品一同送至负压病房，经护士再审医嘱，正确粘贴执行单并给药。

2）停止医嘱：办公岗护士与负压病房护士电话确认停止医嘱的信息，由负压病房护士用红笔将执行单上医嘱停止，与办公岗进行双人核对，确认后由负压病房护士在执行单签字。

3）核对上一班医嘱：办公岗在清洁区核对医嘱，包括上一班的临时、长期及停止医嘱，核对完毕无误后在医嘱核对本标明患者的床号。

4）每日白班办公岗核对前一日医嘱后，负压病房护士将前一日执行单卷好并标注日期，放置于缓冲区治疗车下层。

（4）标本采集流程

【核酸检测标本】

1）标本交接准备：临床科室通知检验科准备取样耗材及接受样本，检验科通知专职医辅人员到分子实验室领取取样耗材及生物安全转运箱至科室指定地点待取样及交接。

2）标本采集：医生对患者采样，2 个咽拭子或 1 个咽拭子 +1 个深咳痰液（必要时采集支气管或肺泡灌洗液）。办公岗打印标本签三份，两份粘贴采样管上，交给专职护士，由医生进行采样；一份保持清洁，交给运送人员。

● **污染区**：按操作规程采样，采样后标本放置于污染区专用容器内 → 用 2000 mg/L 的含氯消毒剂对标本进行喷洒消毒 → 脱外层防护用品，携标本出污染区，将标本直立放入缓冲区内密封袋。

● **缓冲区**：用密封袋将标本密封（可喷洒消毒），直立放置，等待接收人员 → 将标本袋递交给清洁区人员。

● **清洁区**：清洁区人员戴手套，用 2000 mg/L 的含氯消毒剂喷洒密封袋表面消毒 → 放入生物安全标识的密封袋中密封，移交给运送人员。

3）标本交接：运送人员打开生物安全转运箱，戴手套，将内置容器盖子打开，将标本及清洁条码放入内置容器中，运送人员盖好容器盖，丢弃手套，再关闭生物安全转运箱，交接完毕双方手卫生。

4）标本要单独运送，不能和其他物品混杂，标本由经过培训的运送人员沿指定路线运送，原则 30 分钟内完成运送。

【其他标本】

负压病房护士及时留取常规血液标本、血培养标本、痰标本、尿标本，确保密闭，直立放置，分类包装，勿遗撒或渗漏。

● **污染区**：按正常操作规程进行核对及采样，采样后标本放置于污染区专用容器内 → 用 2000 mg/L 的含氯消毒剂对标本喷洒消毒 → 脱外层防护用品，携样本出污染区，将标本直立放入缓冲区内密封袋。

● **缓冲区**：根据标本检验的科室分别用密封袋将标本分装密封（可喷洒消毒），包装表面注明"新冠医废"标识，直立放置 → 通知医辅人员由污染电梯门等待。

● **清洁区**：医辅人员用 2000 mg/L 的含氯消毒剂喷洒密封袋表

面消毒 → 放入密封袋中及时送检验科高压处置。

（5）垃圾处理流程

1）缓冲区：按要求穿戴防护用品，进污染区前门口预留一个打开的硬质纸箱备用。

2）进入污染区操作结束后，垃圾袋约 3/4 满，向医疗垃圾袋内喷洒 1000 mg/L 含氯消毒剂并扎紧封闭 → 再装入第二层医疗垃圾袋扎紧封闭，垃圾桶套入新垃圾袋 → 手消 → 将垃圾袋放入门外预留的纸箱内，按脱防护服流程出污染区 → 用胶条封闭纸箱，纸箱外套医疗垃圾袋，外贴红色"新冠医废"标识 → 通知回收站。

3）回收站人员自污染电梯进入，缓冲区护士将纸箱递出，直接装入专用车内运走。

（6）紧急置管抢救程序

1）护士发现患者病情变化，立即通知医生，先给予力所能及的抢救措施。

2）主管医生穿戴整套防护用品，将抢救车及插管用物车推至缓冲区，将置管必备用物带入污染区，整个操作过程迅速，动作尽量轻柔。

3）若需要再次送入药品或器械等，电话告知清洁区护士传递。

4）置管结束后废弃物按要求进行处理，可复用器械按要求进行消毒处理。

5）若患者病情紧急需要抢救，额外安排其他护士穿戴全套防护用品协助抢救。

6）带入污染区未使用的药品按要求报废，心外按压板及脚凳充分消毒后放置于缓冲区。

（7）死亡患者终末处理

1）人员的防护：医用防护口罩，护目镜，防渗隔离衣，工作帽，乳胶手套。

2）尸体（疑似或者确诊）及时处理，3000～5000 mg/L 的含氯消毒剂棉球或者纱布填塞患者的口、鼻、耳、肛门等所有开放通道。

3）用双层布单包裹尸体，装入双层尸体袋中，由专用车辆直接送至指定地点火化。

4）患者住院期间使用的个人物品经消毒后方可带出病房。

2. 新冠肺炎患者转出的管理

（1）疑似患者解除隔离转出流程。

1）疑似患者呼吸道病原核酸检测 2 次阴性，经由专家组会诊确定解除隔离并转出负压病房。

2）负压病房医生电话通知家属转科事宜。

3）负压病房医生联系转出科室医生，确定转科时间，并告知护士。

4）负压病房护士联系转科护士，告知患者病情及特殊治疗用物，并整理患者的物品及药品，整理患者医疗护理文件，填写《转运患者交接记录单》并与普通病房医护人员进行交接。

5）终末消毒：紫外线照射 30 分钟→封闭回风口，过氧化氢 / 含氯消毒剂喷雾消毒，密闭至少 30 分钟→室内进行擦拭消毒→再次采用过氧化氢全面喷雾消毒或紫外线照射至少 30 分钟→打开回风口。

（2）确诊患者转出流程

1）患者已确诊，医务处决定是否转出负压病房。

2）医务处联系 CDC 转入定点医院并确认转运路线。

3）负压病房接到转院通知后，医生须电话通知家属转院事宜（家属勿到医院），护士收拾用物，患者带外科口罩。

4）转运人员到达后应电话联系电梯室做好消毒准备，并联系保卫处做好沿途管控。

5）转运人员与负压病房医护详细交接患者所有情况，并填写转出登记。

6）交接完毕后按原路返回，电梯室人员进行电梯间消毒处理。

7）终末消毒处理。

（二）人员管理

1. 患者管理

（1）每日至少 4 次监测患者体温，注意患者呼吸道症状，密切监测神志、生命体征及氧饱和度等。

（2）积极治疗基础疾病，防治并发症，预防继发感染。

（3）做好患者的呼吸支持及气道管理，参考护理常规进行护理。

（4）能进食的患者注意保证充分热量，注意保证水、电解质平衡、维持内环境稳定。

（5）根据病情监测患者血常规、尿常规、生化指标、凝血功能、动脉血气分析、胸部影像学等监测。

2. 患者家属管理

（1）患者住院期间家属禁止探视。

（2）转入当天需患者家属准备的生活物品，采取非接触式交接。

（3）患者解除隔离转出，可电话告知家属，家属勿到医院。

（4）患者确诊新冠肺炎需转院时，电话通知家属，详细告知情况，家属务必居家隔离，并观察呼吸道症状，勿到医院。

（5）患者在疑似 / 确诊新冠肺炎期间死亡，电话通知家属患者情况，由医护人员按流程做好尸体处理后，专车送往指定地点火化，患者住院期间个人物品经消毒后方可让家属带回家。

3．工作人员管理

所有在岗工作人员（包括医生、护士、保洁人员、护理员、医辅人员）每日监测体温，并记录上报，如体温＞37.2℃者需及时主动上报，按相关流程处理，必要时给予隔离观察。对所有在岗人员（包括医生、护士、保洁人员，护理员、医辅人员）培训基本防护隔离相关规范（如洗手，摘戴帽子、口罩、手套，穿脱隔离衣等）。避免人员聚集，交接班时人员分散，保持安全距离。医务人员休息区域定时紫外线消毒通风，保持清洁。护士长加强对保洁人员、医辅人员及护理员日常工作的监管。

所有防控物资由护士长统一管理，分类上锁保存，按岗位按人每班统一发放，设立物资出入统计表，及时记录，及时领取。

（三）消毒隔离

1．日常清洁消毒

物体表面使用 1000 mg/L 含氯消毒剂用力擦拭消毒；精密仪器设备表面不耐腐蚀者，采用 75% 乙醇擦拭消毒。消毒频率为每日≥4 次。

2．常见污染对象消毒方法

污染物：指患者血液、分泌物、呕吐物和排泄物等。

（1）少量污染物：可用一次性吸水材料沾取 5000～10 000 mg/L 的含氯消毒液小心移除。

（2）大量污染物：应使用一次性吸水材料完全覆盖后用足量 5000～10 000 mg/L 的含氯消毒液浇在吸水材料上，作用 30 分钟以上，清除干净，清除过程中避免接触污染物，清理的污染物按医疗废物集中处置。清除污染物后，应对污染的环境物体表面进行消毒。盛放污染物的容器可用含有效氯 5000 mg/L 的消毒剂溶液浸泡消毒 30 分钟，然后清洗干净。

（3）患者的排泄物、分泌物、呕吐物等应有专门容器收集，用含 20 000 mg/L 含氯消毒剂，按粪、药比例 1：2 浸泡消毒 2 小时。

3. 床上用品消毒

如床单、被套、枕套等，应一人一更换；住院时间长时，遇到污染应及时更换。注意更换收集过程中减少抖动，收集的物品应采用双层黄色医疗废弃物包装袋密封，按涉疫情医疗废物进行后续处理。

4. 复用器械消毒

优先使用一次性器械及敷料，若必须使用可复用器械、器具和物品，使用后应立即将器械、器具和物品用 2000 mg/L 的含氯消毒剂完全淋湿后套入第一层防渗漏医疗废物专用包装袋，脱第一层手套后再套第二层防渗漏医疗废物专用包装袋，进行双层密封包装袋，进行双层密闭封装，放入专用硬质器械盒内，盒外标明"新冠医废"字样，立即通知消毒供应中心回收。

三、问题及对策

（一）科室调出支援疫区队员后，造成科室现有人员短缺的问题

【对策】

（1）护理部从院内调配护士支援重症病房。

（2）重症病房接收支援人员后，对其进行专项培训，包括重症患者的管理、常见仪器设备的使用、急救技能等，由专人带教。

（二）在培训内容多且更新快的现状下，如何让医护人员及时准确掌握最新内容

【对策】

（1）全体医护人员首先以多种形式认真学习新型冠状病毒相关

知识的最初版本。培训形式包括线上与线下学习，内容包括医院方案及工作流程，新冠肺炎医务人员防护，新冠肺炎诊断和治疗、院内各项规章制度及操作标准。并以多种形式进行考核，考核形式包括答卷、随机提问及线上考核。

（2）对于再版内容由培训督导整理出更新内容及与本单元密切相关内容，做明显标识后，供大家再次学习，以利于提高培训效率，并对更新内容进行考核。

（3）将各版本培训资料存留归档，包括实名签到表，照片资料，电子培训足迹。

（三）常规治疗护理内容，因防护设备的增减而变复杂，难于掌握

【对策】

（1）对负压病房医护人员实施专项培训考核：负压病房区域的划分，正确佩戴医用防护口罩，穿脱防护服、隔离衣，正确使用护目镜及防护面屏。

（2）将负压病房各区域做好明显标识，并制作此区域应穿戴的防护用品的图片展示。

（3）分解常规诊疗护理工作流程，并将防护内容穿插进流程中，制订适用于负压病房的标准化流程，张贴于负压病房各区域内，方便医护人员遵照执行。

（4）护士长做好负压病房的质控及监督，保证医护人员防护到位。

（四）患者及医务人员均面临因疫情导致的心理压力

【对策】

（1）患者心理疏导：耐心与患者沟通，及时发现其心理问题；向患者讲解良好心态对疾病转归的正向影响，鼓励患者保持积极状态；

向患者讲解疾病的相关知识及防护措施的必要性，减轻其恐惧及防卫心理；及时反馈患者的诊疗结果，使患者了解自己的疾病进程。

（2）医护人员心理疏导：由于新冠肺炎期间，医护人员工作强度高，加之诊疗、护理及探视模式的改变，造成其精神紧张、生活无规律、心理压力增大等。针对以上问题，科室主任、护士长及党工团负责人共同组建负压病房医护微信群，及时了解医护人员在工作及生活中的压力及困难，并积极协调解决，给予专项心理疏导工作，通过各种形式，提升医护人员的职业荣誉感及使命感，保持积极向上的心态，提高抗压能力。

第七节　新冠肺炎疫情防控期间手术室的护理管理

新冠肺炎疫情防控期间，综合医院的手术室作为医院重要平台，有众多科室和部门的工作人员及患者出入，人员复杂且流动性大，属于暴露风险极高的场所，应加强管理。

一、科室特点

（一）人员特点

手术室作为医院的平台科室，承接着院内所有手术患者，平台上有各手术科室人员和后勤保障人员，有着人员复杂、流动性大等特点，工作环节众多，且手术患者抵抗力降低，一旦出现感控漏洞，极易导致大范围的院内感染和患者不良事件。

疫情防控期间，各综合医院的住院患者和手术患者都有了较大幅度的下降，择期手术节奏放缓，但仍需在确保安全的前提下有序进行。择期手术和限期手术可在一定时间内做好新冠肺炎的排查工作，但急诊手术时间紧迫，部分患者病情不允许致流行病学史不详，甚至疑似或确诊新冠肺炎患者无法转诊仍需急诊手术。

（二）布局和硬件特点

手术室是院内感控的重点区域，布局上应界限清楚，分区明确，包括生活区和洁净区，洁净区又分为辅房和手术间区域，且有患者出入口、工作人员出入口和污物出口，应做到洁污分流，不同区域和通道不能交叉和穿行。

手术室是暴露高危险操作（如气管插管，体液、血液暴露等）密集的场所，要加强防疫期间感控管理。且同一区域内有不同手术同时进行，在防疫期间不仅要保证本台手术患者及工作人员安全，也要保证其他手术间患者及工作人员安全。

手术室由于建设时间不同有不同的等级，有普通手术间和洁净手术间，洁净手术间也各有不同，有的多个手术间共同一套净化空调系统，有一定的院内交叉感染风险。

基于以上特点，在疫情防控期间，除保证手术室常规工作安全完成，更要围绕疫情防控做好手术室管理工作，特别是如何平衡好患者的新冠肺炎排查和进行手术以挽救患者生命，同时尽可能给予有效、科学的防护以保证医务人员和患者的安全，是疫情防控期间手术室的工作重点。现将新冠肺炎疫情防控期间手术室护理管理工作流程的改进、人员的管理、可能遇到的问题以及对策总结如下。

二、疫情防控期间手术室的管理

在疫情防控期间，需对原有各项工作流程进行修订，并需要所有工作人员密切配合及互相监督。手术适应证的把握、手术患者的选择及新冠肺炎排查为主刀医生负责制和所属科室审核制，麻醉科和手术室进行流程把控和各项协调组织工作。疫情防控期间所有手术均在有独立净化空调系统的手术间进行，并减少人员流动和术间开关门次数，以避免交叉感染的发生。

（一）工作流程

1. 择期及限期手术流程

（1）基本原则：各临床科室根据医院要求严格把控手术适应证，未完善流行病学调查史的患者、从外地返回未按照要求完成隔离观察的患者，不得进行择期手术和限期手术的安排。

（2）术前：主诊科室对择期手术和限期手术患者进行流行病学调查、体温监测及各项检查排除新冠肺炎，完成所有术前检查后，报请科室核心组审核讨论。科室审核通过后于术前一日在手术排程信息系统上提交手术信息，手术室和麻醉科再次进行术前评估，包括新冠肺炎排查。

（3）术日：由手术室护士核对患者信息后填写手术转运交接本，由手术室运送工作人员将患者接入手术室。所有患者在手术间门口进行体温检测，体温 ≤ 37.2℃方可进入。进入手术室后手术室护士和麻醉医生再次询问患者流行病学史和有无呼吸道症状等，再准备手术。

2. 急诊手术流程

（1）基本要求：急诊手术应加强临床科室、麻醉科和手术室之间的沟通，以做好疫情防控和挽救患者生命之间的平衡。

（2）急诊手术：由临床医生完善术前各项检查，同时做好患者流行病学调查排除新冠肺炎后，由二线医生提交急诊手术患者信息，并提前联系手术室和麻醉科以完成术前评估，方可进行急诊手术。

（3）急诊手术术前检查不完善者，或不能排除新冠肺炎时，需上报医务处，请院内专家组会诊，依照会诊意见进行处理。

（4）疑似或确诊新冠肺炎患者仍需手术时，启动手术室新冠肺炎应急预案，做好防护及追溯患者、与患者密切接触人员以及参与手术人员的健康状况工作。

3. 疑似或确诊新冠肺炎患者手术的应急预案

（1）启动应急流程：急诊手术患者术前检查不能排除新冠肺炎时，请院内专家组会诊后确定是疑似或确诊新冠肺炎患者，手术仍需进行时，值班四线护士应立即报知护士长，启动应急流程。

（2）手术间选择：疑似或确诊新冠肺炎患者手术应在专用负压手术间内进行，开启负压状态，感应自动门改成手动以减少开关门时间。术前将不用的设备尽量移出手术间，并将回风口用 1000 ~ 2000 mg/L 含氯消毒剂喷洒。术中尽量保持手术间房门关闭，并做"隔离"标识。手术间门口地面铺 1000 mg/L 含氯消毒剂浸泡的布单。开启缓冲间、清洁区的正压净化状态。若无负压手术间，应在空间位置相对独立的关闭正压的手术间进行。

（3）疑似或确诊新冠肺炎患者的转运

1）转运工作人员专人运送，穿防护服和隔离衣，戴一次性工作帽，戴医用防护口罩和外科口罩，做好防护。疑似或确诊新冠肺炎患者转运前应佩戴外科口罩，用一次性单子覆盖患者全身以保暖和防护。转运时使用专用电梯，提前告知电梯组值班人员，转运中避免不必要的停留，通过负压手术间专用通道进入手术室，手术室入口处地面铺 1000 mg/L 含氯消毒剂浸泡的布单，术后及时将患者送回隔离病房。患者转运车通过的通道及时用 1000 mg/L 含氯消毒剂擦拭消毒。

2）患者进入手术间后，转运工作人员穿防护服戴一次性工作帽，戴医用防护口罩，在半污染区等候。

3）转运车专车专用。患者转移至手术床后，巡回护士用 1000 ~ 2000 mg/L 含氯消毒后剂擦拭消毒再推出手术间。紧急抢救时使用病房的病床转运患者时，患者到手术间后立即将病床推回病房擦拭消毒。

（4）术前物品准备：巡回护士将含有防护服、鞋套等特殊防护物资应急包取出并在清洁区打开，由专人发放。洗手护士准备手术物品，尽量使用一次性手术包及用物。

（5）人员防护：在负压手术间参与手术的所有人员做好防护（防护用品穿脱流程见图 2-7-1）。防护用品由专人发放并指导穿脱流程。

尽量减少手术间内人员数量，手术间外即半污染区固定一名巡回护士，负责临时传递手术中临时需要的紧急物品，协助手术人员做好缓冲区的防护。做好自身防护，戴防护口罩和外科口罩，穿一次性防渗透隔离衣，戴护目镜、乳胶手套，穿鞋套。有特殊需求时电话联系护士长进行统筹安排。人员充足时另配一名护士在清洁区，负责保障手术所需用物，做好沟通工作，包括联系电梯、消毒供应中心、医疗废物清运及洗衣房。

禁止穿着外层手术衣、隔离衣离开手术间，禁止穿着防护服进入清洁区。

术后手术人员按要求脱去防护用品。若患者确诊为新冠肺炎患者，需根据医院规定进行健康观察，出现发热、咳嗽、气促情况立即报告感染管理科，同时上报护士长，护士长做好人力调配。

（6）术后物品处理：洗手护士将可复用医疗器械用 2000 mg/L 含氯消毒剂喷洒，用双层黄色医疗废物袋扎紧，废物袋外全面喷洒 1000 ~ 2000 mg/L 含氯消毒剂，放入器械整理箱内，外贴红色"新冠医废"标识，单独密闭放置，专人交接并明确告知，送至消毒供应中心统一处理。

巡回护士指导保洁人员将所有一次性废弃物按照医疗废物管理，使用双层医疗废物袋进行密封包装，废物袋外全面喷洒 1000 ~ 2000 mg/L 含氯消毒剂，并装于耐压硬质纸箱内密封，外贴红色"新冠医废"标识，单独放置，与医疗废物收集人员专人重点交接，明确告知"涉疫情医疗废物"优先转运。

手术室护士接到疑似/确诊新冠肺炎患者手术通知

↓

取防护应急包，专人发放特殊防护物资

↓

清洁区

穿好刷手服，戴一次性手术帽

快速手消

洗手护士：戴医用防护口罩（密闭性检查）→戴护目镜→刷手→戴无菌手套（里层）→穿防护服→戴无菌手套（外层）→戴全包围帽子→戴外科口罩（外层）→戴面屏→穿两层鞋套→摘除外层手套

巡回护士：戴医用防护口罩（密闭性检查）→戴护目镜→穿防护服→戴无菌手套（内层）→戴全包围帽子→戴外科口罩（外层）戴面屏→穿两层鞋套→手消→穿一次性隔离衣→戴无菌手套（外层）

术前

↓

污染区

洗手护士：进手术间手消→穿一次性无菌手术衣→戴无菌手套（外层）

- -

手术后

洗手护士：

①器械：整理器械入筐,脱掉外层手套，换新手套用2000 mg/L含氯消毒剂喷洒器械，用双层黄色医疗废物袋扎紧，放入器械整理箱内，外贴红色标识，单独密闭放置，专人交接，明确告知，送消毒供应中心

②手消后脱手术衣同时摘手套（外层）→手消脱外层鞋套→手消摘面屏（面屏浸泡于2000 mg/L含氯消毒剂中）→手消摘口罩（外层）→手消摘全包围帽子→手消

巡回护士：手消后脱隔离衣同时摘手套（外层）→手消脱外层鞋套→手消摘面屏（面屏浸泡于2000 mg/L含氯消毒剂中）→手消摘口罩（外层）→手消摘全包围帽子→手消

术后

↓

半污染区

手消→松第二层鞋套→快速手消→脱防护服，手套（内层），第二层鞋套→手消→脱护目镜（浸泡于2000 mg/L含氯消毒剂中）→手消→脱防护口罩→手消→戴医用外科口罩

↓

清洁区

流动水洗手，沐浴更衣（清洁口鼻外耳道）后，参与后续工作

图 2-7-1　新冠肺炎患者手术防护用品穿脱流程图

术后，转运车上一次性用物按涉疫情医疗废物处理，可复用的需用双层塑料袋密封，做好标识单独放置，专人交接送复用处清洗消毒。转运车、过床易等物品均放在手术间接受过氧化氢消毒再擦拭。

（7）手术标本处理：新冠肺炎患者手术标本使用 10% 中性甲醛缓冲液固定，双层标本袋包装，并用乙醇将标本袋外包装擦拭，放入密闭箱内，外贴"新冠医废"标识，单独放置，专人交接。若有胎盘，则用两层标本袋装好，外喷 1000 ～ 2000 mg/L 含氯消毒剂后，放入硬纸箱，外贴"新冠医废"标识，交由产科医生，由太平间回收。

（8）术后手术间消毒隔离：术后患者转出后关闭净化空调系统，联系专人进行手术间及转运电梯消毒。手术间进行过氧化氢喷雾后密闭 30 分钟，再用 1000 ～ 2000 mg/L 含氯消毒剂擦拭消毒，包括手术患者接触过和用过的器具、台面等。含氯消毒剂擦拭消毒作用 30 分钟后，清水擦去消毒液。手术间第二次过氧化氢超低容量喷雾消毒，密闭 30 分钟后清水擦拭。开启负压净化 1 小时，通知空调组消毒或更换排风过滤器。

4. 新冠肺炎潜伏期患者手术后的应急预案

由于新冠肺炎的潜伏期为 1 ～ 14 天，因此若患者术后 14 天之内出现发热、干咳、乏力等症状，并确定为疑似或确诊新冠肺炎时，应立即启动患者潜伏期手术的应急预案。

立刻组织追溯当天参与此手术的所有人员，包括手术医生、手术室护士、麻醉医生、运送人员和保洁人员，上报至医院相关部门，按照要求进行就地隔离和医学观察。根据人员情况调配人力。

同时追溯并观察以上人员从潜伏期患者手术结束后的密切接触

人员，也应按要求进行医学观察，密切监测身体健康状况。

联系空调组进行手术间排风过滤器的消毒或更换。对手术室通道、辅房等共用区域加强清洁消毒，使用 1000 mg/L 含氯消毒剂擦拭地面及高频接触物体表面。

（二）人员管理

1. 患者管理

（1）择期或限期手术患者需在病房更换清洁病号服进入手术室。

（2）急诊手术患者如身穿便装，应将衣物用清洁包装袋装好，术后让家属带回病房。

（3）所有患者进入手术室时应佩戴外科口罩，测量体温并登记，体温 > 37.2℃者应再次用水银温度计复测，若仍异常应在手术室外等候，通知巡回护士和主刀医生现场处理。

（4）所有患者进入手术室后将再次接受流行病学调查。

2. 工作人员管理

（1）进入手术室的管理：所有进入手术室的工作人员均应服从手术室管理规定，并保证未外出或者返回后已居家隔离 14 天以上，且身体无异常者方可参与手术室工作。

所有工作人员进手术室（含上班时外出再进入）需在门岗处测量体温并登记，体温 > 37.2℃者禁止进入手术室。以下人员一律不允许进入中心手术室：非当天参与手术人员、手术参观人员、外来器械公司人员等。

（2）在手术室内的管理：手术人员尽量固定在手术间内，减少手术间内的走动，避免不同手术间之间的人员流动，特别是在气管插管、拔除气管插管和手术过程中，减少手术间门的开启。

配备无菌室工作人员，为各手术间运送器械、耗材等物品，减少巡回护士和刷手护士的外出。

在生活区减少人员聚集，办公室随时保持通风，交班时人员间距应大于 1 米，工作人员分散分时就餐，就餐时距离应大于 1 米。

（3）工作人员培训：建立培训和考核联络员和专员，联络员和专员首先接受培训和考核，之后分组进行其他人员的培训和考核。培训范围包括手术室护士、运送人员和保洁人员。主要培训内容为手卫生、戴口罩等个人防护，以及新冠肺炎患者手术应急流程，运送人员需培训体温测量方法，保洁人员还需培训消毒剂的配置使用和医疗废弃物的处理。

1）手术室护士可通过网络、视频或微信教学进行理论知识培训，内容包括卫健委、本医院制订的新冠肺炎诊治和防控方案、手术室应急预案和相关流程，并书写学习笔记以保证人人完成；洗手、戴口罩、消毒液配置等常见技能的培训通过视频学习并录制操作视频交由培训专员进行考核；穿脱防护服须分批现场练习并进行小组式分角色进行情景模拟考核，由专人负责。

2）保洁人员的培训和工作落实是手术室环境管理和消毒隔离的关键。由主管感控的护士长直接负责保洁主管的培训及考核，并对人员排班、消毒液配置、清洁消毒过程和效果进行督查。采用简单明了的标识、提示、核查表等指导她们的日常工作，使各项工作简单易行，便于执行和监督。如对物表擦拭记录表，每日不定期检查和监督，确保日常消毒措施落实到位。

3）运送人员，由专人培训并考核运送主管，制订培训进度和考核内容，包括手卫生、戴口罩、穿脱防护用品并每日督查。因运送人员负责门岗对工作人员、手术患者及家属的体温检测，因此应加入不同体温计的测量方法培训。

4）后备支援人员，手术室积极参与院内外的支援工作，遵循个人自愿报名、科室考核筛选、护理部按要求选拔的流程，入选后备支援人员名单。一旦进入后备支援人员名单，将从手术室脱岗进入培训流程，由护理部统一安排被在相应科室进行培训及考核，通过后方能上岗，同时24小时待命，等待医院支援通知。

（4）人力调配：在新冠肺炎防控期间，因手术量有明显减少，应合理调配人力，监测在岗人员健康状况，科学合理轮换以保证休息，并储备院内及院外支援人员。同时也应考虑到新冠肺炎患者手术等应急工作，合理安排备班人员层次，适当加强备班人员力量，能安全有效应对新冠肺炎急诊手术，并保证工作人员及手术患者的健康状况，保障手术平台各项工作有序进行。

1）管理要求，所有护士长24小时手机开机，保持通讯通畅。

2）每天备班3人，统一调配，第1名备班护士通知后10分钟到岗，若3名备班护士均已到岗，还需更多护士，及时上报科护士长。

3）科护士长根据工作需要调配人力，调配原则：由近及远，先叫医院周边3km内住处的护士。

4）若疑似或确诊新冠肺炎患者手术过程中出现无效防护，及时将相关人员按要求隔离，启动备班人员。

5）若有人员出现发热、咳嗽、乏力等相关症状，应及时上报，按照要求就诊、隔离和健康观察，观察期满后再上岗。

（三）加强消毒隔离

1. 非新冠肺炎患者手术消毒隔离

（1）日常清洁与消毒：参照《手术室护理实践指南（2019年版）》，进行手术间、辅助间、走廊、出入口地面等区域的清洁消毒。

（2）手术室器械管理：与消毒供应中心确定手术室器械管理流程。手术在下午15:30前结束的，洗手护士与巡回护士清点器械无误后，由洗手护士整理好签字后，放入器械整理箱中，直接交由消毒供应中心统一处理；下午 15:30 之后结束的手术室器械，洗手护士与巡回护士清点无误后，由洗手护士清洗器械，再进行整理、签字、放入器械整理箱，再交由消毒供应中心处理。

（3）外来器械相关管理

1）外来器械公司人员管理：加强对外来器械公司人员的管理，所有人员一律不得进入手术室，接送外来器械均在消毒供应中心专门窗口进行，且进入消毒供应中心之前应佩戴口罩并接受体温测试，体温 > 37.2℃时不得入内。术前一日将所有外来器械在规定时间内提前送至消毒供应中心，按要求填写配送单，双方核对无误后进行清洗锅清洗后方可以包装、灭菌使用，外来器械尽量固定在本院内使用，若从其他医院调配，应在配送单上注明。

2）洗手护士器械准备及处理：术前根据手术条准备好需要的所有器械（包括常规器械、外来器械、骨动力系统、进口器械等），术后对所有手术用器械负责，特别是外来器械应与手术室器械同样处理，与巡回护士进行逐一清点核对、清洗、包装、签字，并交由消毒供应中心统一处理。

3）外来器械交接环节

①消毒供应中心与厂家人员交接器械：术前一日外来器械应在规定时间内送至消毒供应中心，按要求填写配送单，双方核对；术后外来器械回收至消毒供应中心，清洗前双方核对；清洗后器械组通知厂家人员取走或包装好。

②手术室通知厂家人员信息：手术结束时由巡回护士告知无菌室使用器械、公司名称，由无菌室工作人员通知厂家人员到消毒供应中心进行器械清洗前核对。

③手术室与消毒供应中心交接器械：外来器械按手术室常规器械处理，使用后由洗手护士签字，由消毒供应中心工作人员取走。

2．疑似或确诊新冠肺炎患者手术后物品及环境消毒

（1）手术器械处理：洗手护士将可复用医疗器械用 2000 mg/L 含氯消毒剂喷洒，用双层黄色医疗废物袋扎紧，废物袋外全面喷洒 1000 ～ 2000 mg/L 含氯消毒剂，放入器械整理箱内，外贴红色"新冠医废"标识，单独密闭放置，专人交接并明确告知，送至消毒供应中心统一处理。

（2）物品处理：巡回护士指导保洁人员将所有一次性废弃物按照医疗废物管理，使用双层医疗废物袋进行密封包装，废物袋外全面喷洒 1000 ～ 2000 mg/L 含氯消毒剂，并装于耐压硬质纸箱内密封，外贴红色"新冠医废"标识，单独放置，与医疗废物收集人员专人重点交接，明确告知"涉疫情医疗废物"优先转运。

转运车上的一次性用物按医疗废弃物处理，可复用的需用双层塑料袋密封，做好标识单独放置，专人交接送复用处清洗消毒。转运车、过床易等物品均放在手术间接受过氧化氢消毒再擦拭。

（3）环境消毒处理：术后患者转出后关闭净化空调系统，联系专人进行手术间消毒。手术间进行"两次喷雾，三次擦拭，一小时净化"流程。手术间首先进行过氧化氢超低容量喷雾消毒，使用过氧化氢剂量为 3% 过氧化氢溶液 30 ml/m³。喷雾后密闭 30 分钟，再用 1000 ～ 2000 mg/L 含氯消毒剂擦拭消毒，作用 30 分钟，清水擦去消毒液。手术间第二次过氧化氢超低容量喷雾消毒（浓度同前），喷雾后密闭 30 分钟，清水擦拭。开启负压净化 1 小时，通知空调组消毒或更换排风过滤器。

3．生活区清洁消毒

在日常清洁工作基础上增加清洁频率，每日至少 4 次，每次清洁擦拭有记录。并在人流较密集时期如上班时间、用餐时间等增加门把手、地面、桌面等高频接触物表擦拭频率。

三、问题及对策

（一）手术室各类人员的管理

手术室作为医院重要平台科室，出入人员较多、较杂，包括手术室护士、麻醉医生、各手术科室医生和技术人员、医辅人员、后勤保障人员等。做好各类人员的管理，是新冠肺炎防控的基础。

【对策】

（1）疫情防控期间关闭所有人员的手术室门禁权限，包括手术室护士和麻醉科工作人员。所有人员只有一个入口，入口处设置24 小时在岗的门岗工作人员，进行当日手术人员筛选、体温监测及登记、物品发放等工作。此项工作为疫情防控期间新增，需取得工作人员的理解和配合，特地制订《新冠肺炎防控期间手术室管理规定》和相应温馨提示（图 2-7-2 和图 2-7-3），通知各临床科室和相关部门。

抗击新冠肺炎期间手术室管理规定

在抗击新冠肺炎期间，为保证手术室安全，防止出现聚集性交叉感染事件的发生，特制订本规定。
1. 所有进入手术室的工作人员（包括医生、护士、保洁人员和运送人员等）均要从门岗处进入，取消所有人员的手术室门禁权限。
2. 所有工作人员进手术室（含上班时出去再进入）需在门岗处测量体温，体温 > 37.2℃者禁止进入手术室。
3. 非当日手术人员不允许进入。
4. 严禁安排手术参观人员进入手术室。
5. 各临床科室根据医院要求严格把控手术适应症，以下患者不接收为择期手术：
   （1）未完善流行病学调查史的患者；
   （2）从外地来京未按照要求完成隔离观察的患者。
6. 急诊手术提前联系手术室和麻醉科，做好患者流行病学调查；若急诊手术有以下情况，请特殊说明：
   （1）患者情况不允许导致流行病史不详；
   （2）患者为疑似或确诊新冠肺炎。
7. 工作人员分散分时就餐，就餐时距离应大于 1 米。

图 2-7-2　新冠肺炎防控期间手术室管理规定

抗击新冠肺炎期间进入手术室的温馨提示

在抗击新冠肺炎期间，为保证手术室安全，防止出现聚集性交叉感染事件的发生，手术室在_____区进行体温检测，并取消所有人员的以下门禁权限。

为保证各项工作顺利进行，特整理以下温馨提示。

1. 当日手术相关的工作人员（包括医生、护士、保洁人员和运送人员等），请您从门岗处进入，同时接受体温检测。

2. 总务处、医工处等日常巡检及维护的工作人员，请您从门岗处进入，同时接受体温检测。

3. 垃圾清运人员及洗衣房工作人员，请联系_____电话，手术室由专人将物品送至门外。

4. 供应室收污染器械人员，请联系_____电话，手术室由专人将器械送至门外。

感谢大家的支持与理解！

让我们齐心协力，赢得抗击新冠肺炎战役的最终胜利！

图 2-7-3　新冠肺炎防控期间进入手术室温馨提示

（2）在患者入口处设置专门岗位，对所有手术患者进入手术室前进行体温检测并登记，体温＞37.2℃者及时联系巡回护士和主刀医生。

（3）在患者入口处，对需与手术医生或麻醉医生进行术前谈话和术中沟通的手术患者家属进行体温检测，每位患者只允许有一名体温≤37.2℃的家属参与术前谈话和术中沟通。

（二）新冠肺炎潜伏期患者进行手术的防护和应急处理

择期手术或限期手术患者在术前进行流行病学调查和全面健康状况监测，尽可能将新冠肺炎患者接受手术的可能性降到最低，但由于新型冠状病毒肺炎的潜伏期为 1～14 天，且存在无症状感染者及核酸检测阴性的可能，仍然不能排除无症状、无明显流行病学史的新冠肺炎潜伏期患者接受择期、限期手术的可能性。而收治急诊手术患者由于时间紧迫，收入新冠肺炎潜伏期患者的可能性较择期和限期手术患者更高。

【对策】

（1）秉持保证安全的前提下有效进行手术的原则，择期和限期手术流程严谨慎重，由主刀医生负责，科室核心组审核，手术室和麻醉科做好协调和安全把控。急诊手术加强临床科室、手术室和麻醉科的及时有效沟通，尽可能在保证患者生命安全的前提下，全面评估患者的病情及流行病学史，适当扩大流行病学调查的范围，包括家属及其他密切接触人员，保持警惕，绝不能掉以轻心。

（2）加强环境管理，新冠肺炎期间手术均在有独立净化空调系统的手术间进行，减少手术间之间的人员流动，特别是高风险操作如气管插管和拔管、手术过程中，减少术间开关门次数，尽可能降低交叉感染事件发生的可能性。

（3）若患者术后 14 天之内出现发热、干咳、乏力等症状，并确定为疑似或确诊新冠肺炎时，应立即启动患者潜伏期手术的应急预案。立刻组织追溯当天参与此手术的所有人员，包括手术医生、手术室护士、麻醉医生、运送人员和保洁人员，上报至医院相关部门，按照要求进行就地隔离和医学观察。同时追溯并观察以上人员从潜伏期患者手术结束后的密切接触人员，按要求监测身体健康状况。

（三）各类人员的培训

手术平台出入人员较多，临床科室工作人员和麻醉科工作人员由所属科室进行培训及考核。手术室需负责手术室护士、保洁人员和运送人员的培训到位。这些人员数量较多，但由于疫情防控期间手术量降低，每日在岗人员较少，同时为了减少人员聚集，现场大范围的培训和考核方式受到限制。

【对策】

（1）制订合理的培训和考核计划，通过网络、视频和微信等方式培训基础知识，如卫健委、本医院制订的新冠肺炎诊治和防控方案、手术室应急预案和相关流程，以及手卫生、戴口罩等基础操作；通过每人上交学习笔记、操作视频的方式完成培训和考核。

（2）感控重点及流程关键内容，如穿脱防护用品及新冠肺炎患者手术流程，合理安排所有人员轮流上班进行现场培训和考核。由专人负责，统一标准，确保人人过关。

·（3）保洁人员的培训是重点也是难点，因为保洁人员素质参差不齐，接受能力和学习能力都较弱，需要我们采用尽可能简单明了的图示、核查表等指导他们的日常工作，使各项工作简单易行，包括不同浓度的消毒液使用不同颜色标识对应不同的物表，划定配置水位线便于执行，以及物表擦拭记录表，每日不定期检查和监督，确保日常消毒措施落实到位。

第八节 新冠肺炎疫情防控期间血液透析室的护理管理

在新冠肺炎疫情防控期间，综合医院的血液净化中心属于暴露风险极高的场所，应加强管理。

一、科室特点

（一）人员特点

众所周知，新冠肺炎疫情期间各综合医院的门诊量、住院患者、手术患者都有了较大幅度的下降。各地针对慢性疾病患者的长期用药问题也延长了开药的时限，尽量减少患者就医的需求。但是，血液透析作为终末期肾病患者肾脏替代治疗的主要方法，血液透析患者必须每周定期到血液透析室接受透析治疗以维持生命，疫情期间属于人群相对密集的场所。血液透析属于门诊治疗，患者和陪同人员每周 2 ～ 3 次往返于家庭和血液透析室之间，人员流动性大。另外，透析患者抵抗力低，合并症多，属于易感人群，一旦出现感染，后果不堪设想。

（二）布局和硬件特点

另一方面，血液透析室又不同于医院普通门诊、病房等其他区域，血液透析室分区明确，需要水处理、透析机等专科设备，血液透析患者不可能分流到其他区域接受治疗。为了便于患者管理以及治疗带、设备安装，一般血液透析中心布局都为大开间，且人员密度较大，空气传播的疾病极易播散。

（三）治疗特点

血液透析治疗时需要体外循环，一般每次透析治疗 4 小时，每周 2 ～ 3 次。血液透析室一般每天两班，上下机时段人流较大，需要下大力气管控；透析期间虽然人流较少，但是对等候家属的管理一样要引起重视。中心血透患者一般需要 4 人共用一台透析机，医院感染的风险较大，主要体现在丙型肝炎、乙型肝炎、梅毒等血液传染疾病的风险。日常流程管理也主要集中在血液传播疾病的防控上，对空气传播的疾病重视程度不足。

鉴于以上特点，在新冠肺炎疫情防控期间，血液透析室在完成常规透析治疗的基础上，围绕疫情防控做好血液透析中心的管理工作，对保证医务人员、患者及陪同人员的健康安全至关重要。

二、疫情防控期间血液透析室的管理

（一）工作流程

1. 常规透析患者

（1）预检分诊：作为一项定期进行的门诊治疗，血液透析患者及家属在透析前的预检分诊工作对于疫情防控十分重要。预检分诊工作安排在透析接诊之前。为了减少人流，避免人员聚集，对于透析床位较多的透析中心，建议按照预约时间分批进行。预检分诊的人员可以根据透析中心的实际情况安排，一般为医辅人员和护士（或医生）合作完成。预检分诊人员要穿工作服、隔离衣，戴一次性帽子、外科口罩，戴护目镜/面屏。

预检分诊的对象包括血液透析患者及其接送家属，内容主要包括：①检查患者和家属是否按照要求正确佩戴口罩，嘱其快速手消液清洁双手；②用手持式红外测温枪测量患者及家属体温；③调查流行病学史和症状，询问有无流行病学接触史，以及是否处于医学观察期，询问透析间期有无发热、咳嗽、胸闷、乏力、腹泻、结膜充血等感染症状；可以设计标准印刷的流调表让患者来透析前提前填好，预检分诊时检查核对。评估完毕后，填写预检分诊记录表。

正确佩戴口罩、体温≤37.2℃、流调合格者方可进入更衣区更衣、接诊。体温异常（体温＞37.2℃）者，再次用水银温度计复测体温，正常者可行常规透析接诊诊疗流程。有发热咳嗽、乏力、呼吸困难等感染症状，或流行病学史有异常的患者按照相应的发热患者、流行病学史异常患者处理流程进行处理。完成后总结预检分诊结果，包括预检分诊人数、体温＞37.2℃者人数、症状或流行病学史异常人数以及处理方法；交接班时进行汇报交接。

预检分诊结束后，手持式红外测温枪用75%乙醇或500 mg/L含氯消毒剂擦拭消毒，预检分诊区域紫外线灯照射30分钟进行环境消毒。

（2）接诊：预检分诊无异常者进入更衣室更衣，到接诊区称体重、测量血压，然后到接诊台接诊。接诊工作由血透室医生完成。接诊医生需再一次核实患者在透析间期有无发热、咳嗽、胸闷、乏力、腹泻、结膜充血等感染症状，设定治疗参数。接诊结束时提醒患者再一次用快速手消液清洁双手，然后进入透析治疗区。除非存在需要陪护的特殊情况，不允许陪同人员进入透析治疗区。

（3）上机：上机前，责任护士用水银体温表为患者复测体温，并评估患者症状，体温正常者可按常规上机并记录。复测体温超过37.2℃者需再次测量，仍然异常者，停止上机，告知医生安排其至发热门诊就诊。

上机时，责任护士需穿内环境服，戴工作帽、医用外科口罩、护目镜/面屏、清洁乳胶手套。上机结束后护目镜/面屏及时浸泡或擦拭消毒，含氯消毒剂擦拭透析机面板和治疗车，保洁人员擦拭消毒地面。

（4）透析期间：透析期间患者需要全程正确佩戴口罩，患者之间间距大于1米，透析期间不建议进食、进水。透析过程中陪同人员不允许进入透析治疗区，临时送必需品时交由门卫送入。透析期间，责任护士除了定期监测患者的血压、心率和不适症状外，还需密切巡视，监督患者正确佩戴口罩，并及时处理患者的各种护理需求。

（5）下机：下机后，患者洗手后离开透析治疗区，不能自理者可由医辅人员送至等候区。所有患者下机后，透析治疗区终末清场消毒。透析单元所有物品，包括透析机、血压计袖带、透析床或透析椅、床头小桌等均需用500 mg/L含氯消毒剂擦拭消毒，更换床单被套，治疗区地面擦拭消毒。新风系统、空气净化系统全程开启，中午两班之间开窗通风至少30分钟，下午透析结束后除开窗通风外，透析治疗区紫外线照射1小时。

新冠肺炎防控期间血液透析室日常工作流程见附件2-8-1。

2. 透析期间出现发热的患者

（1）处理流程：经过流行病学史调查无异常的规律透析患者在透析期间出现体温 > 37.2℃，应立即通知医生。如果医生可以明确患者的发热原因，且无新冠肺炎流行病学和症状学表现，按照常规处理后可以继续透析。如果找不到明确的发热原因，尤其不能除外新冠肺炎的可能性时，应立即终止透析治疗，引导患者去发热门诊就诊，追踪患者的病情变化及诊治情况。

经过发热门诊筛查和（或）呼吸科专家会诊，新冠肺炎的可能性小，建议自行居家隔离的患者，安排其隔离透析14天（隔离区域或第三班透析）。

经过发热门诊筛查和（或）呼吸科专家会诊，考虑新冠肺炎疑似病例者：

1）尽快通知科主任，并上报医务处、感染管理科。

2）在隔离病房隔离，做床旁肾脏替代治疗，确诊后转入定点医院。

3）在感染管理科和疾控科指导下，确认密切接触者，密切接触的透析患者需严格监测体温与呼吸道症状，隔离透析（隔离区域或第三班透析）。密切接触的医护人员、家属在感染管理科指导下居家隔离，每日两次体温检测，上报科室工作组。

4）合理调整、安排人力，确保临床工作有序进行。

（2）隔离透析的防护要求：在血液透析室隔离区域或第三班隔离透析时，建议护理人员按照特殊诊疗区域的普通防护进行，穿隔离衣、戴防护口罩/外科口罩、护目镜/面屏、乳胶手套。为疑似或确诊新冠肺炎患者在隔离病室单间隔离行床旁血滤时，工作人员需按照特殊诊疗区域的加强防护进行，戴一次性工作帽、医用防护口罩、护目镜或防护面屏，穿防护服、防渗一次性隔离衣，戴乳胶手套。

3. 来自于其他部门的新入患者

（1）急诊患者：急诊室属于特殊诊疗区域，患者构成复杂，属于新冠肺炎感染的高风险人群。在疫情防控期间，普通血液透析室不建议直接收治来自于急诊的透析患者。急诊需要透析的患者，未除外新冠肺炎之前在急诊室行床旁肾脏替代治疗，按照筛查方案除外新冠肺炎后尽快收入普通病房。

（2）病房患者：即便是无流行病学史、无新冠肺炎症状的患者，在病房住院的前 14 天内，建议在病房单间隔离行床旁肾脏替代治疗。在病房做好严格探视陪住管理的前提下，14 天后排除新冠肺炎者属于新冠肺炎感染的低危人群，可到血液透析室行隔离透析（隔离区域行血液透析或夜班行血液透析，注意与门诊常规发热透析患者进行隔离）。

4. 流行病史阳性的患者

针对流行病学史阳性的不同情况处理流程如下：

以下患者需要在相对隔离区域或者不同时段（比如夜班）透析 14 天：①从外省市回京，如果未接触过确诊 / 疑似 / 聚集发病患者，且无发热、乏力、咳嗽、呼吸困难症状；②在有病例报告的社区居住，但是与病例或家属没有近距离接触且没有发热及呼吸道症状。

以下患者必须去传染病门诊或者发热门诊除外新冠肺炎：①从疫区回京及新来的患者，曾接触过确诊 / 疑似 / 聚集发病患者，或有发热、咳嗽、呼吸困难症状；②在有病例报告社区与病例或家属有近距离接触，或没有近距离接触，但有发热及呼吸道症状；③接触过新冠肺炎确诊人员；④接触过来自疫区或有病例报告社区的有发热或咳嗽的人；⑤家庭成员有聚集性呼吸道症状（发热、咳嗽、咽痛等）。除外新冠肺炎之后可以在血液透析室隔离透析，疑似患者在感染疾病科隔离病房行床旁肾脏替代治疗，确诊患者转入定点医院透析。

（二）透析期间的人员管理

1. 患者管理

（1）一般要求：疫情防控期间，要求患者每日在家自测体温，不到人群密集的地方。血透室提供洗手设施，鼓励患者进入透析室后先洗手。透析时要求全程正确佩戴医用口罩，尽量避免在透析时进餐；可自带糖果等简易食物防止低血糖等发生。透析时加大患者间距，降低人员密度，每个床位（透析椅位）之间间距大于 1 米。

（2）特殊患者管理：疫情防控期间，长期透析患者尽可能避免变更透析中心。如果长期透析患者确需从外地返回时，需详细了解有无与确诊或疑似感染病例、居家隔离、发热患者及其家属等接触史。无特殊情况，暂不新增外地患者临时性门诊透析。如需接纳本地区其他透析中心因疫情管控需要而分流的透析患者，除筛查乙型肝炎、丙型肝炎、梅毒、HIV 指标外，需提前调查流行病学接触史及是否存在发热、咳嗽、胸闷、腹泻等症状。急诊需要透析的患者建议做床旁血液净化治疗，筛查阴性收入病房的前 14 天也建议先床旁治疗观察。

透析室需建立重点患者信息登记本，登记患者及其陪同人员体温及其流行病学史。

2. 家属及陪护人员管理

疫情期间，通过微信群、告知书（附件 2-8-2）等各种形式加强患者和陪同人员的新型冠状病毒防治知识宣教，避免去人员密集场所，培养良好洗手的习惯，牢记往返居家和血液净化中心途中的防护注意事项，合理规范使用防护物品。要求接送家属尽量固定，必须经过预检分诊确认无异常后方可进入透析区接送和陪护患者。有异常的陪护人员不得陪护和接送患者。透析过程中，除必须陪护的特殊情况外，家属一律不得进入透析治疗室。特殊情况下有家属送简单必需物品时，可交给门卫送入透析区。

疫情期间，为了避免人员聚集，家属等候区应尽量减少人员。等候区座椅做好标识，没有座位者可建议留联系方式后回家或院外等候。下机来院接患者时经过预检分诊无异常者方可放行进入透析等候区。

建立陪护人员和接送家属信息登记表，记录所有人员的基本信息（包括身份证号、联系方式、家庭住址、来访时间等）以便出现任何问题时及时联络。

3. 工作人员管理

工作人员包括血液透析室医生、护士、技师，以及保洁、门卫等医辅人员。

（1）工作人员培训：有关工作人员培训本书前面有具体章节阐述。对于血液透析室的工作人员培训来说，要关注以下几点：

1）培训对象：涵盖血液透析室所有医护技师等专业技术人员及卫保洁、门卫等医辅人员。血液透析室很多消毒隔离的工作是由保洁人员完成的，预检分诊工作也需要门卫的参与，对于这些医疗辅助人员的培训非常重要。

2）培训内容分为理论知识培训和操作技能培训两部分。理论知识培训包括国家卫健委、本医院制订的新冠肺炎诊治和防控方案（重点是和血液透析工作流程相关的部分），科室工作组结合自身情况制定的规章制度和应急流程；操作技能培训包括不同体温计测量方法、洗手、摘戴口罩、摘戴帽子、摘戴手套、穿脱隔离衣、消毒液配制、透析机擦拭流程等相关操作技能。不同人员培训的重点不同。其中洗手、摘戴口罩、摘戴帽子、摘戴手套是血透室全员需要掌握的，消毒液配制要求护士和保洁人员掌握，体温计测量方法、透析机擦拭流程要求护士掌握。

3）培训方式：主要采取网络教学、视频、微信文件学习及小范围、短时间、针对性面授和讨论。

4）培训考核：采取网上答卷、分批次现场技能考核相结合的方式。

5）培训目的：帮助所有工作人员掌握血液透析室新冠肺炎疫情防控相关的知识和技能，明确疫情感控期间各自工作职责、流程和整体运行的协调、配合，确保患者和工作人员的安全。

（2）疫情期间工作人员各岗位职责调整：在新冠肺炎疫情防控期间，要做好血透室的管理，需要医护人员、门卫、保安等各岗位人员的共同努力。他们的职责调整分别如下：

1）保安维持秩序，严格检查患者按照预约时间排队候诊，等候期间保持适当间距。

2）预检分诊护士（或医生）监督患者和家属手卫生，检查戴口罩情况，完成患者及家属流行病学调查和体温测量并记录，对接送家属进行信息和来访时间登记。

3）各组护士给患者上机前再次用体温表测量体温，确定无问题后再上机。

4）医师完成接诊后必须与预检分诊护士核对预检分诊结果无误后签字，必须与主班护士确定好近期发热、外地返回、病房新入院患者的隔离区域（或三班透析）安排，然后开展常规工作；医师每日交班记录、医护技师等每日交班会对预检分诊结果、重点患者机位安排等进行记录和报告。

5) 严格门禁管理。门卫完成预分诊后值守第一道门，杜绝未预检分诊或者无关人员进入。

6) 科室管理者要向大家重申疫情期间加强血液透析室管理的重要意义，和每个人都息息相关，并不定期监督检查，确保各类人员坚守岗位，各司其职。

（3）工作人员日常管理：加强所有工作人员体温和呼吸道症状管理。要求所有工作人员均应每日自测体温，体温 > 37.2℃者需及时、主动上报血透室负责人并及时按相关流程予以干预处理；若工作人员或其家属有发热、咳嗽等症状应如实上报，必要时对相关工作人员进行隔离观察。

血液透析室工作比较流程化，各个透析中心医护人员常常在中午清场时段集中就餐，人员比较密集。疫情期间建议工作人员分时段进餐，条件许可者分区域就餐，避免集中进餐；餐前依次摘掉护目镜、口罩、帽子，必须用流动水洗手；进餐过程中尽量不交谈，减少飞沫传播。

（4）工作人员防护：血液透析中心医护人员上班期间必须戴一次性帽子、外科口罩，正确洗手。进行可能产生喷溅的诊疗操作时，应戴护目镜或防护面罩，必要时穿一次性隔离衣；当接触患者及其血液、体液、分泌物、排泄物等时应戴手套。戴手套的具体时机：内瘘穿刺，接触可能被污染的物体表面，抽血、处理血标本，处理插管及通路部位，擦拭透析机，进行深静脉插管、静脉穿刺、处理伤口，处理医疗污物或医疗废物，手部皮肤破损时。

手卫生的具体要求为：各种清洁 / 无菌操作前、接触患者前后、接触患者周围环境后、接触血液体液等污染物后、摘除手套后、同一患者从污染部位至清洁部位时，均应进行手卫生。

预检分诊时要求穿隔离衣，戴外科口罩 / 防护口罩。对发热、医学观察期等高危患者隔离透析时，建议穿隔离衣、戴防护口罩。

疑似或确诊新冠肺炎患者需按医院要求入住隔离病室单间隔离行床旁血滤，工作人员需戴一次性工作帽、医用防护口罩、护目镜或防护面屏，穿防护服、防渗一次性隔离衣和戴乳胶手套。

（三）消毒隔离

疫情期间，血液透析中心应严格按照《医疗机构消毒技术规范》《医院空气净化管理规范》《医疗机构内新型冠状病毒感染预防与控制技术指南（第一版）》和《新型冠状病毒感染的肺炎防护中常见医用防护使用范围指引（试行）》的要求进行管理，并加强监督落实。

1. 环境消毒

按照《医院空气净化管理规范》要求，空气消毒要加强开窗通风，保持空气流通，至少在每天早上开始透析前、中午清场时以及下午透析结束后开窗通风三次。有新风系统或净化系统全程开启，保证血液净化中心的空气流通，并按时进行空气消毒。每日透析结束后，透析治疗区紫外线空气消毒 1 小时以上。除了透析治疗区之外，患者候诊区、接诊区（预检分诊区）等短时间内人员聚集的区域在接诊结束后也要做好紫外线空气消毒。

严格按照《医疗机构消毒技术规范》进行消毒。至少一天四次（上下机后、两班之间）采用 500 mg/L 含氯消毒剂对透析治疗区地面进行擦拭消毒，对于接诊区、患者等候区等人流较大区域的地面采用 1000 mg/L 含氯消毒剂进行擦拭。

如遇患者的排泄物、分泌物、呕吐物等污染，先用吸湿材料如纸巾去除可见的污染，再用 2000 mg/L 含氯消毒剂浸泡后的抹布覆盖 30 分钟，再擦拭消毒。

2. 物品表面消毒

上机结束后对于透析机面板、电子记录设备表面、治疗车等高频接触物体表面用含氯消毒剂进行喷雾或擦拭。两班之间对透析单元内所有物品（透析机、床或沙发椅、小桌、血压计等）采用500 mg/L 含氯消毒剂进行擦拭，切实做好终末消毒并记录。应特别注意不要忽视各区域的门把手，接诊区的公用体重计、血压计，候诊区的物品柜、候诊椅，办公区域的办公桌表面、电脑屏幕及键盘等物表的消毒。使用电子记录的单位注意电子设备的擦拭消毒，使用纸质透析记录单的单位每次治疗应使用单页记录单，避免将病历夹带到治疗区。

透析中心出现确诊或高度疑似新型冠状病毒感染的病例，应立即在医院感控专家协助下进行终末消毒。经感控专家检查合格后方可再次使用（需结合当地医疗实际情况）。

三、问题及对策

（一）上下机时段密集人流的管理问题

血液透析门诊治疗本身的特点决定了在上下机时段患者、家属等人流相对密集，疫情防控难度较大。

【对策】

（1）采用分时段预约接诊方法，将患者分为 4 ~ 5 个批次，每个批次 10 个患者左右。给每位患者发放预约接诊卡（图 2-8-1），嘱患者严格按照预约时间段来院接诊，大大改善了原来大批患者在等候区穿梭等待接诊的情况。

（2）为避免在预检分诊和接诊时段人流聚集，在候诊区和接诊区地面张贴一米线标识（图 2-8-2），提示大家保持安全距离，有序接诊。

姓名：王某某　　　　接诊批次：

1

透析时间：一三五上午

接诊时间：早上7:20

图 2-8-1　预约接诊卡

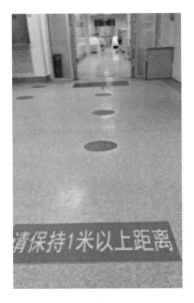

图 2-8-2　1 米线标识

（二）透析期间家属等陪同人员管理问题

日常状态下，一些患者会有家属等陪同人员接送透析，人员流动性大。透析期间他们在等候区等候，较大的透析中心透析期间家属等候区人员较多，疫情期间需要加强患者家属等陪同人员的管理。

【对策】

（1）疫情期间，通过微信群、告知书（附件 2-8-2）等各种形式加强患者和陪同人员的新型冠状病毒防治知识宣教，要求接送家属尽量固定，必须经过预检分诊确认无异常后方可进入透析区接送患者。透析过程中，除必须陪护的特殊情况外，家属一律不得进入透析治疗区。

（2）在透析期间，家属等候区的座椅上做好标识，没有座位的家属建议回家或去外面的开阔区域等候，严格限制人员聚集。

（三）血液透析患者和家属的配合问题

规律血液透析患者多为老年患者，常常多年往返于医院血透室，已经形成了较稳定的生活和透析习惯。疫情期间工作流程的改变会较大程度上打乱他们的规律生活，很多人接受和执行起来存在困难。

【对策】

（1）加强与患者和家属的有效沟通，争取获得他们的理解和支持。针对此问题，我们要采取多种手段广泛告知和有效沟通，比如告知书、标语、视频、音频、微信群等。所有血液透析患者及家属签署告知书，主要目的是解释疫情期间血透室严格人员管理的意义，要求各位患者、接送人员和家属务必全力配合医护人员的安排。接诊时段播放音频，反复提醒大家相关注意事项。建立血透患者和（或）家属微信群，每天及时传达血透室的一些新要求、工作流程的新改变，争取得到他们的支持。

（2）管理者加强日常监管。疫情期间，许多工作流程改变涉及患者和家属的配合，且需要根据情况不断修正。在各项流程改变后初步实施时，均需要管理者亲临一线，监管实施，找出问题，不断改进。比如，预检分诊工作是既往常规流程中没有的，该项工作的实施困难最大。在实施之初，需要科室领导、护理管理者共同面对，及时处理和解决在预检分诊中出现的问题和突发事件，积极解答患者和家属的疑问，做好解释工作。

（四）保洁等医辅人员的疫情防控培训和监管问题

血透室很多日常消毒隔离和辅助工作是由保洁人员等医辅人员来完成的，而这些工作是否按照制度要求落实和实施细节对于疫情防控十分重要。另一方面，和接受过系统教育和培训的医护人员不同，医辅人员常常文化层次较低、标准预防和自身防护知识掌握不多，需要加强培训和监管。

【对策】

（1）加强保洁、门卫等医辅人员标准预防、防护知识和技能培训。对保洁、门卫等医辅人员的培训重点主要是和其岗位相关的知识和技能。洗手、摘戴口罩、摘戴帽子、摘戴手套等防护培训需要全员掌握，由专门的护理培训专员指导和考核。体温计的使用和消毒需要门卫掌握。消毒液配制、垃圾收取、医疗废物处理、污物处理、地面物表消毒等技能是保洁人员必须掌握的内容。疫情期间，主要是强调不同情况下消毒液的配制浓度不同。由于医辅人员普遍知识层次较低，且培训内容主要是基本技能培训，故培训时主要采用视频、操作演示等方法。

（2）对保洁员等医辅人员日常工作的指导和监督。采用简单明了的标识、提示、核查表等指导她们的日常工作，使各项工作简单易行，便于执行和监督。比如消毒液的配制，每个容器上都标明刻度和消毒剂的片数，贴好标识。日常环境的消毒，制作空气消毒和物表擦拭记录表，每日不定期检查和监督，确保日常消毒措施落实到位。

（五）护理人员的人力调整问题

通常情况下，透析中心的护理人员排班常常根据护理工作内容和工作量机动安排，常规人力调整也是大轮换制。护理人员接触的患者和（或）家属较多，疾病传播的风险较高。

【对策】

（1）优化日常排班模式：疫情状态下，为了最大限度地减少护患双方接触的人员数量，减少疫情传播风险，建议护理人员和患者相对固定排班。常规透析患者固定机位，护理人员排班也固定区域，采用责任制护士或者责任制小组护理的模式。另外，合理安排人员排班，并保证每天有备班应对突发状况。排班时既要保证人员充分休息，又要保证有足够的人力。

（2）人力安排考虑不同风险患者的管理：一些综合医院的透析中心同时要承担急诊、病房透析以及重症患者的床旁血液滤过治疗。在疫情期间，这些不同种类的患者其感染的风险程度是不同的。理论上来讲，在病房严格做好探视和陪住管理的前提下，长期住院病房患者（＞14天）接触人员较少，感染新冠肺炎的风险程度较低；急诊、新入院的患者接触各类闲杂、社会人员较多或尚未结束新型冠状病毒肺炎的潜伏期，风险程度较高；而常规门诊血液透析的患者，接触的人员比较固定，风险程度中等。因此，血液透析中心要对不同风险的人员区别对待，对高风险人员要求尽量住院病房单间隔离透析，医护人员按三级防护；对于低风险人员可以在透析中心进行，隔离区域或者时间（第三班）透析，尽量减少不同风险人群之间的交叉。在护理人员的安排上，也要尽量安排相对固定的人员承担高风险人群的护理工作，并强调做好个人防护。

附件 2-8-1

新冠肺炎疫情期间血液透析室工作流程

预检分诊护士：洗手穿工作服、隔离衣

⬇

按照 1 ～ 3 顺序

1．一次性圆帽；2．戴外科口罩 / 防护口罩；3．护目镜或面屏

⬇

7:20—8:00 进行预检分诊（测体温、收流调表，评估呼吸道症状 / 流行病学调查）

⬇

预检分诊无异常者更衣、接诊，有问题者按照相应流程处理

⬇

医师与护士核对预检分诊结果，无误后签字，预检分诊区域紫外线照射 30 分钟

⬇

上机前责任护士用水银体温计复测患者体温并记录，发现异常及时报告

⬇

12:10—12:40 上午患者透析结束，治疗区开窗通风至少 20 分钟、透析机消毒

⬇

12:40—13:20 进行下午透析患者预检分诊（同上）

⬇

预检分诊无异常者更衣、接诊，有问题者按照相应流程处理

⬇

医师与护士核对预检分诊结果，无误后签字，预检分诊区域紫外线照射 30 分钟

⬇

上机前，责任护士水银体温计复测患者体温并记录，发现异常及时报告

⬇

17:30—18:30 下午患者透析结束，治疗区通风 1 小时，准备次日耗材

⬇

18:30—19:30 透析室治疗区紫外线消毒 1 小时

附件 2-8-2

血液透析室新冠肺炎疫情期间告患者及家属通知书

各位血液透析患者及家属：

为加强疫情防控工作，降低交叉感染风险，特向大家通知如下：

新冠肺炎疫情的防控关乎所有患者、家属及医务人员健康和生命安全。血液透析患者抵抗力低，血液透析室人员密集，一旦出现感染患者，后果不堪设想。请大家务必高度重视，全力配合我们医护人员的安排。

为了把好隔离的第一道关，我们将执行严格的预分诊制度。每天早晨7:20、中午12:40开门，分别对上、下午的患者和家属按预约时间分批检查戴口罩情况、测体温和流行病学调查，正确佩戴口罩、体温 ≤ 37.2℃，流行病学调查合格者方可进入更衣区更衣、接诊。请大家不要过早来医院，以免造成聚集传播或者受寒感冒。如果预分诊时发现患者或家属体温 > 37.2℃或有其他疑似新冠肺炎感染的症状，请您先去发热门诊就医，不得进入透析室。

透析期间患者必须全程、正确戴口罩；禁止进食、进水，可口含糖块预防低血糖发生。除非特殊需要陪护的情况，家属等陪同人员一律不得进入透析治疗区，透析必须物品请交给门卫送入透析区。特殊时期，请接送家属尽量固定。患者上机后，家属在等候区指定的座位等候，避免人多聚集传播，空间、椅子不够时请大家轮流就座。没有留在等候区的家属，请留电话以便联系。

外出透析返回者、发热门诊就诊患者我们将先安排在相对隔离的区域透析治疗2周，请大家服从安排。

疫情防控，人人有责。让我们共同做好自我防护，共同努力，共克时艰！感谢大家的积极配合，祝愿大家平安、健康！

第九节　新冠肺炎疫情防控期间普通病房的护理管理

一、科室特点

　　三级甲等综合性医院在新冠肺炎防控期间既要从容应对、做好确诊病例及疑似病例的护理及护理管理工作，同时也应管理好院区内的普通病房，这个看似稳固、安全的后方，也会时刻面临着新型冠状病毒感染的潜在威胁。保障普通临床科室患者及医务人员安全，高度重视、精准施策，确保做到全院无死角、全覆盖、零感染，努力做到关口前移，排查疑似患者，严格落实早发现、早报告、早隔离、早治疗措施，坚决遏制疫情向院内蔓延，避免医院内感染的发生，是各级护理管理者不容忽视的问题。普通病房的护理管理者，在疫情防控过程中还应清晰认识到，不仅被新型冠状病毒感染的患者是"受害者"；受疫情影响不能及时得到诊治的其他病患同样是"受害者"。作为大型公立医院要适时做好工作调整，在保证安全的前提下承担救死扶伤、治病救人的职责。现围绕疫情防控期间普通病房护理管理要点及工作中存在的问题和对策进行详细阐述。

二、疫情防控期间普通病房的管理

1. 建立院级新冠肺炎疫情防控护理工作方案

　　方案中包含新冠肺炎疫情防控护理工作组织架构，分别列出领导小组、工作小组组织成员及其相应的工作职责和内容。

　　领导小组职责：制订新冠肺炎疫情防控的工作要求；组织开展新冠肺炎的护理相关工作；制订新冠肺炎护理工作开展的督导方案；对整改工作督促落实；向上级汇报沟通新冠肺炎的护理工作开展情况、需要解决的问题、需要协助的内容等。

工作小组职责：遵照医院新冠肺炎管理工作计划安排护理防疫工作，落实各项要求；合理安排人力，统筹安排院内及援鄂医疗队人员；按院感染办及疾控科要求做好护理人员个人防护培训及落实；根据卫健委下发关于加强疫情期间医用防护用品管理工作要求及各病区实际工作情况合理配备防护物资；做好消毒隔离管理工作，及时检查具体落实情况；根据疫情修订探视及陪住管理制度并督导检查具体落实情况；对全院护理人员进行新冠肺炎疾病相关知识及防控培训；监测及上报全院护理人员在岗及健康状况；做好属地化人员培训及监管。

院级工作方案中还包括：新冠肺炎疫情防控护理工作人员培训工作方案；新冠肺炎疫情防控期间日常质控落实方案；新冠肺炎疫情防控期间应急护理队伍建设方案；新冠肺炎疫情防控期间信息上报方案；新冠肺炎疫情防控期间护理人员管理制度；新冠肺炎疫情防控期间外包公司相关规定；环境清洁消毒要求；患者入院流程补充规定；新冠肺炎患者护理要点；关于废弃输液瓶（袋）的管理规定；关于医疗废物管理规定；确诊/疑似新冠肺炎患者病房消毒标准操作规程；疑似/确诊新冠肺炎病室终末消毒标准操作规程；新冠肺炎防控期间医务人员防护指导；新冠肺炎防控期间诊疗区域环境清洁消毒管理规定；新冠肺炎防控期间涉疫情患者安置与转运管理规定等。

2. 制订、颁发院级层面"病房出现疑似/确诊新冠肺炎患者护理预案"

预案中涉及疑似/确诊新冠肺炎患者诊断标准及护理预案。预案中明确各项护理工作内容：如收治疑似/确诊新冠肺炎患者，应给予患者佩戴医用外科口罩；当班护士立即上报护士长，护士长上报科护士长及护理部；固定护理人员护理该患者；护理人员按照医院要求进行防护，佩戴一次性帽子、医用防护口罩，穿隔离衣，戴防护面屏，接触血液、体液、分泌物或排泄物时，加戴乳胶手套、穿鞋套；对患者进行原地单间隔离，密切观察体温和呼吸道等症状；护理该患者期间，尽量使用一次性用品或专用设备，杜绝探视；隔离排查期间由科室护士长负责联系总务膳食科给予患者及家属送餐，由护理人员发放给患者及家属；疑似患者两次检测结果为阴性，该患者解除隔离；确诊患者则由医生联系转院进行进一步治疗；消毒隔离和终末消毒按相应要求执行；在有效防护前提下，直接参与该患者护理的人员充分做好个人卫生后，可居家隔离。

3. 护理部主任明确分管的责任区域

依据《新型冠状病毒肺炎疫情防控期间日常质控落实方案》，制订《新型冠状病毒肺炎疫情防控期间护理质量督查表》，加强专项巡视及督导，每日质控结果实施台账式管理，提出问题、明确责任人、当面反馈、给予指导建议、督促整改效果，切实落实三级质控管理责任。

4. 做好人员出入管理

关闭若干院门，仅设置必要通道作为出入口，将所有进入院区患者、家属、工作人员等体温检测关口前移，及时发现体温异常人群。做好流行病学调查及典型症状筛查，进一步准确排查疑似病例，落实进入病区内各类人员的管理是避免疫情向院内蔓延的有效防控措施。

5. 做好陪住、探视管理

护理部修订疫情防控期间患者版及护士版《住院患者陪住管理制度》；患者版及医务人员版《住院患者探视管理制度》。同一制度分别针对不同群体描述工作流程中不同人员的工作要求及责任。

6. 随时调整管理制度

护理部依据每日国内外、北京市内疫情发展趋势及时调整相关管理制度；适时缩紧探视、陪住管理规定。

（1）陪住管理

1）凡属下列情况之一者，均禁止陪住：体温＞37.2℃者，凡来自疫区的返京人员，曾与确诊或疑似病例接触者。

2）陪住人员请遵守以下要求：

①配合工作人员完成流行病学调查，如实填写登记信息，每日根据工作人员安排完成体温测量。

②陪住期间请全程、自觉、正确佩戴口罩，勤洗手，不得进出其他病室。

③在院期间，三餐只能订医院食堂餐食，不得点外卖或让家里人送饭；患者是否需要陪住，由病房主管医生和护士长根据病情决定，确需陪住的只能安排1名家属，固定陪住，凭病房签发的陪住证进入病房，停止时需将陪住证交回护士站。

④陪住期间禁止外出，如有特殊情况，外出前应与值班人员说明情况，征得同意后方可离开病房。

⑤在医生护士为患者进行查房、治疗、护理期间，请陪住人员于病室外等候；如需了解相关情况，需待工作结束后，再向医护人员询问。

⑥陪住人员不得自行给患者应用任何药物。

⑦陪住人员必须遵守医院病房的有关规章制度，听从医护人员的指导，不得擅自翻阅病历和其他医疗记录。

⑧不得到病房浴室洗澡、蒸煮食品、洗衣服。

⑨不得随地吐痰、吸烟、乱丢果皮纸屑；不得在病房内大声喧哗。

⑩陪住人员须爱护公共财物，节约用水，如损坏公物按价赔偿。

（2）来访管理：在新冠肺炎防控期间，做好门禁管理，鼓励家属使用通信或视频手段与患者联系，禁止家属到病房内探视。

如因出现病情变化或手术前谈话等相关需要，由医院通知家属来院，相关医务人员须填写准入证，并将准入证交到住院处固定窗口。相关医务人员在通知时，需了解来院人员情况，如有近两周内有湖北旅行史或居住史或14天内曾经接触过来自疫区的发热、伴有呼吸道症状患者的人员，不可来院。通知来院者来院当日需进行体温测试，确保无发热（体温≤37.2℃）、无咳嗽等症状，全程、自觉、正确佩戴口罩。通知家属来院当日到住院处固定窗口，填写流调表，符合管理要求者领取准入证并携带流调表方可进入病房。来院人员进入病房需携带身份证，护士核查流调表并按要求存放，按照陪住人员要求登记来院人员信息并上报。新入院患者如需家属协助办理入院手续，陪同人员仅限1人。

7．危难当头，疫情防控物资储备有限，初期或多或少有对疫情认识不充分、个别工作人员不免有焦虑、恐慌心理，导致过度防护而进一步突显物资短缺的问题。做到防控物资集中管理、统一调拨、节约高效是当务之急。医院制订《新型冠状病毒肺炎防疫期间防护物资管理规定》，以科室为单位统一填写《物资管理科防护物资申请表》，由科室主任签字确认后方可发放。

8．作为病房护士长在日常管理工作中需面对各类工作人员，如医生、护士、医疗辅助人员、护理员、保洁人员等。各类人员知识层次、文化程度、理解能力千差万别，任意环节存在疏漏均会影响工作质量。针对不同岗位、层级人员特点因材施教，各项工作流程标准化，便于医疗辅助人员、护理员、保洁人员掌握。护士长肩负属地化监管责任，每日督导环境清洁消毒、个人手卫生、个人防护等各项要求落到实处。

三、问题及对策

（一）面对突发公共卫生事件，各部门的响应速度、应对能力存在差异。

面对突如其来的重大疫情，正值中国的传统节日——新春佳节到来之际，能否做出快速响应，是对各级护理管理者应急能力的一次大考。但是，由于基层护理管理者对突发事件的应对能力不尽相同，尽早从院级层面给予明确的规范、要求，做到护理工作的标准化、同质化，使制度、流程落到实处是管理工作中的重中之重。

【对策】

（1）科室依据院级护理工作方案、应急预案，结合自身特点进一步丰富、细化，形成各护理单元可操作性强的应急预案。如单元预案须明确预留隔离房间位置、清洁区、缓冲区及污染区设置；出现疑似患者时"专人护理"，具体到岗位；涉及患者外出检查、手术等问题须补充途经路线、各相关部门联系方式等内容，且依据国家卫健委、权威学术团体及医院对诊疗方案的更新及时替换、淘汰不适合内容并做醒目标注。

（2）科护士长、病房护士长以护理部巡视中发现问题为导向持续追踪、整改，并以同样标准自查自纠（表2-9-1、表2-9-2）。

（二）如何做到关口前移，准确排查疑似病例，有效避免疫情向院内蔓延？

【对策】

（1）各病区楼宇入口处专岗管理并明确岗位工作细则，核查进入人员身份。

表2-9-1 新冠肺炎防控期间护理质量督查表

检查科室：　　　　检查时间：　　　　检查者：

项目	内容	检查标准	检查方式	存在问题	责任人
防护和消毒隔离	手卫生	七步洗手法	现场查看		
		洗手时机正确	提问		
	个人防护用品	根据不同的风险等级，给予合理的防护	现场查看		
	环境管理	按照医院要求，正确消毒公共区域、病房、办公区域等	提问+现场		
	防护物资管理	能正确进行涉及物品表面消毒、污染物处理、管理防护用品 仪器设备消毒、终末消毒等	查看		
医疗废物	分类管理	能根据医院要求，进行合理配置	现场查看		
	医疗废物包装	废弃物分类规范处理，禁止各类垃圾混放	现场查看		
	疫情废物	医疗废物按照使用规范，满3/4及时更换，交接记录完整	现场查看		
		按照医院要求，进行包装、标识相暂存	提问		
工作人员管理	排班	根据工作需要，合理安排护理人力资源	查看排班		
	体温监测	按照医院要求，每日监测体温，并上报	查看资料		
	外地返京人员	外地返京护理人员，监测体温，并上报观察情况	查看资料		
患者、陪护及探视人员管理	病房标识	门口张贴：1. 发热人员就诊告知 2. 探视人员管理规定	现场查看		
	门禁管理	日常关闭状态	现场查看		
	探视和陪住人员管理	按照医院要求流调表和体温监测并记录	现场查看		
	患者及探视、陪住人员	探视和陪住人员数量和时间符合要求，不串病房，正确戴口罩	现场查看		
培训与考核	培训	对医护和护理部要求的新冠肺炎防控培训内容，护理人员全员培训，有记录	现场查看记录		
	考核	护理人员有考核，有记录	考核记录+提问+操作演示		
疑似/确诊病例处置	应急预案	应急预案可行，合理，可落实	现场查看		
	工作布置	护理人员熟知相关预案/流程	提问		
	落实	病房如果有疑似/确诊病例，能做到正确处置	如有，查看		

表 2-9-2　医疗机构感染防控自查整改台账

科室 / 病房_____　联系人_____　联系电话_____

序号	存在问题	整改措施	整改完成时限	责任部门	责任人

（2）新入院患者仅限 1 人陪同，办理入院手续前即填写流行病学调查表，无流行病学史及相关症状者方可办理手续。

（3）各病区门口设专岗管理并明确岗位工作细则，再次检测患者体温，接诊护士核查流调表内容后引导患者进入病室（表 2-9-3）。

表 2-9-3　** 科新冠肺炎疫情期间值守人员工作细则

总则：
1. 值班人员7：30到岗，检查手消、来访人登记表、新入院陪同人员登记表。
2. 确认现有患者陪住人员以及是否固定。
3. 护士站领取体温测量仪。
4. 每日上、下午各用500 mg/l含氯消毒液擦拭桌面一次。
5. 每日下班前使用75%乙醇擦拭体温测量仪。
6. 陪住人员若有特殊情况需出入病区，需登记出入时间，返回后测量体温并登记，并告知责任护士。

```
                    ┌──────────────┐
                    │   人员到访    │
                    └──────┬───────┘
            ┌──────────────┴──────────────┐
    ┌───────────────┐          ┌────────────────────────┐
    │ 新入院患者办理入院 │          │ 病房来访人员（检查、工作人员）等 │
    └───────┬───────┘          └──────────┬─────────────┘
```

1. 查看患者入院通知单，身份证、是否填写流调表。
2. 查看患者陪同人员身份证并登记至病房来访人员登记表，限1人
3. 陪同人员填写流调表，若有流调异常或有临床症状者如干咳、乏力等禁止进入病房。
4. 为患者及陪同人员测量体温（≤37.2℃）方可进入，>37.2℃请至发热门诊就诊。
5. 进病房前要求戴好口罩。
6. 提示患者进入病房前办好饭卡，若需陪住，进入病房后不得离开。
7. 将患者及家属体温标记在住院通知单上。
8. 为陪同人员填写流调表。
9. 进病房前用快速手消毒液进行洗手。

1. 查看来访人员证件（身份证、准入证、工作证），明确来访意图。
2. 为来访人员测量体温并登记（≤37.2℃）方可进入，>37.2℃请至发热门诊就诊
3. 进病房前要求戴好口罩
4. 进入病房前用快速手消毒液进行洗手

制（修）订依据：	
制订者：	
讨论人员：	
审定人员：	
制修时间：	生效时间：

（4）所有拟进入病区来访人员均需携带身份证、准入证，经核查身份并登记、使用快速手消毒液完成手卫生并检查口罩佩戴符合要求后方可通行（图 2-9-1）。

住院病区准入证

病房：＿＿＿＿ 床号：＿＿＿＿ 患者姓名：＿＿＿＿

来院人数：＿＿＿＿人

病房： ＿＿年＿＿月＿＿日＿＿时（当日有效）

签字：＿＿＿＿＿＿＿＿

图 2-9-1　住院病区准入证

（5）陪住、陪住人员外出、来访人员分类登记管理（表 2-9-4、表 2-9-5、表 2-9-6）。

表 2-9-4　患者陪住情况登记表

日期	序号	护理单元名称	患者床号	患者姓名	陪住人员姓名	与患者关系	联系方式	身份证号码	家庭住址	陪住原因（1. 年龄 ≥ 80 岁；2. 年龄 ≤ 10 岁；3. 精神疾患 4. 病危 5. 病重 6. 其他原因）

表 2-9-5　陪住人员外出登记表

日期	患者床号	姓名	陪住人员姓名	离开病房事由	离开病房时间	返回病房时间	体温

表 2-9-6　病房来访人员登记表

准入证日期	开证人姓名	患者床号	患者姓名	来访人姓名	与患者关系	联系方式	身份证号码	家庭住址	是否经过留调	体温	到达病房时间	离开病房时间

（三）面临物资有限的背景下，如何做好防控物资的管理？

【对策】

（1）科室应认真领悟北京市卫生健康委员会《关于印发北京市新型冠状病毒感染的肺炎医务人员防护指南的通知》当中的《医务人员防护指南》，对应分级防护理念，明确科室内涉及的"低风险""中风险"及"高风险"护理操作技术，核定不同工作人员岗位，选择相应防护用品（表 2-9-7、表 2-9-8、表 2-9-9）。

（2）护士长做到有计划请领、对日使用量及剩余库存量心中有数。科室自制配发登记表，依据上述标准每日对各类人员发放防护物资。

（3）科室内包含多个护理单元者，需大科内统筹安排，当出现疑似病例时快速调集全科应急物资。各单元内按疑似病例诊疗级别准备应急箱，确保紧急状态下医护人员防护到位。

表2-9-7 总务处物资管理科防护物资申请表

科室名称（需细致到子级科室）：＿＿＿＿　请领人姓名：＿＿＿＿　请领人电话：＿＿＿＿

上周期时间：＿＿＿＿ 至 ＿＿＿＿

下周期时间：＿＿＿＿ 至 ＿＿＿＿

此处不打印，仅用于核对提醒
上周期天数　4
下周期天数　3

防护物资名称	上周期领用后库存量	上周期发放数量	科室现有库存量	日均消耗量	本次申请数量	实发数量	产品品牌
工作帽（布）				○	○		
工作帽（一次性）				○	○		
医用口罩							
医用外科口罩				○	○		
医用防护口罩（N95）				○	○		
工作服					○		
防护服					○		
隔离衣（普通）					○		
隔离衣（防渗贱）					○		
防护面屏					○		
护目镜					○		
鞋套					○		
靴套				○	○		

备注：1. 实发数量及产品品牌发放时填写；2. 物资名称可根据情况增加列。

3. 周一领取周二、三、四共3天的物资，领取周期的日期填周一至周四；周四领取周五、六、日及下周一共4天的物资，领取周期日期填周五至下周一。

科室主任签字：　　　　　　　请领人签字：

日期：　　　　　　　　　　　日期：

表 2-9-8　抗击新冠肺炎期间不同人员个人防护指导原则

工作岗位	手卫生	工作帽	医用外科口罩	医用防护口罩	工作服	防护服	手套	隔离衣	防护面具/护目镜	鞋套/靴套
一般科室	●	○			●					
手术	●	●	●		●		●	○	○	○
预检分诊	●	●	●	○			○	●	○	○
发热门诊/呼吸科/急诊/儿科	●	●	●	○			○	●/○	○	○
可能产生喷溅的操作	●	●		●		○	●	●	●	●
疑似/确诊病例诊疗	●	●		●		●	●双层	○	●	
患者转运/防护	●	●		●		●	●	○	●	
疑似/确诊病例	●	●		●		●	●双层	○	●	
标本采集	●	●	●				●	●		
实验室常规检测	●	●		●	●		●		●	
实验室疑似样本检测	●	●		●	●		●	●		○
实验室病毒核酸检测	●	●	●			●	●双层+长袖加厚橡胶手套	○	●	
环境清洁消毒	●	●	●				●		●	○
标本运送	●	●			●					
尸体处理	●	●		●		●	●+长袖加厚橡胶手套	●	●	●
行政管理					○					

备注：1.●应选择，○根据暴露风险选择；2.暴露风险高的操作有条件时可选动力送风过滤式呼吸器

表2-9-9　抗击新冠肺炎期间科室岗位及防护用品使用

科室名称：　　　　联系人：　　　　联系电话：

序号	岗位名称	工作帽（布/一次性）	医用外科口罩	医用防护口罩	工作服	防护服（防渗漏）	手套（单层/双层）	隔离衣（普通）	防护面屏/护目镜	鞋套/靴套
1	核心组成员（不参加临床工作时）		●		●					
2	科秘		●		●					
3	配膳员	●	●		●					
4	卫生员	●	●		●		○			
5	护理员	●	●		●					
6	跑外	●	●		●					
7	陪住管理员	●	●		●					
8	＊＊科病房护士	●	●		●		○	○	○	○
9	＊＊科病房医生	●	●		●		○	○	○	○
10	＊＊科门诊医生	●	●		●		○	○	○	○
11	＊＊科手术医生	●	○	○	●	○	●	○	○	○
12	＊＊科腔镜护士	●	○	○	●	○	●	○	○	○
13	手术助理	●	○	○	●	○	●	○	○	○
14	＊＊科会诊医生	●	○	○	●		○	○	○	○
15	＊＊科急诊医生	●	○	○	●		○	●/○	○	○
16										
17										
18										
19										
20										
21										
22										
23										
24	其他（备注工作：）									

填写说明：
1. 核心组成员如有具体工作岗位，按相应工作岗位申报，如无，单独申报。
2. 技师等需注明具体工作。
3. ●应当使用○必要时使用，可参见《关于印发北京市新型冠状病毒感染的肺炎医务人员防护指南的通知》

（四）住院患者对个人防护及疾病预防知识的理解及配合程度参差不齐。

此次新冠肺炎疫情存在潜伏期感染、蔓延速度快等特点，因此，面对疫情防控形势严峻复杂的局面，尽快加大宣传力度、给予积极正向引导、避免恐慌、严格落实个人防护、切断空气飞沫传播的主要传播途径是关键点。但是，在临床中仍发现个别患者及家属因对相关知识认识程度不够、存在侥幸心理等因素，不能及时、正确佩戴口罩，不能做到病室内定时、有效通风。

【对策】

（1）院方在启动疫情防控预案第一时间通过各种渠道对外公布医院的诊疗活动、管理规定调整方案，便于就诊患者及时掌握相关动态。

（2）院方从居住房间要求、照顾者要求、物品准备、居家注意事项、清洗消毒要求及何种情况下应立即停止居家隔离并及时就医方面制订"告居家隔离市民的一封信"，为住院患者发放及进行科普宣教。

（3）科室依据院级规定拟订适合自身特点的《住院患者及家属告知书》。告知书包括常规引导语及具体内容：在新冠肺炎防控期间，为了保证住院环境安全，医疗护理工作正常有序地进行，避免院内交叉感染，术前请您不要到病房探视或陪住。如果因病情变化需要或者有手术相关需求，我们会通知您来院。如果您来院前近两周内到过北京市以外的省市或地区；居住的小区内有疑似或确诊病例；接触过咳嗽、发热人员；家庭或单位内有聚集性发病人员，不能来院探视或陪住！来院时请您遵守以下规定：①患者的陪住人员固定为1人，如无特殊情况，到出院前不可再更换。②您在我院陪住期间可预订医院餐食，每日由专人送至床旁，为了您与患者的健康请不要点外卖或让家里人送饭。③来院需准备的物品：身份证、日常生活用品。④进入院区后请办理准入手续，填写流行病调查表，领取准入证。⑤由于患者病情或生活需要，请您在办理住院手续前，备齐生活用品，如果住院期间需要送用物给患者，需采用无接触式请医护人员转交。⑥请您携带备齐物品、流行病调查表、准入证到病房办理手续。⑦进入病房前需要您配合进行体温测试，再次确保无发热（体温 ≤ 37.2℃）。并请您配合管理人员登记身份证号、家庭住址、联系电话。⑧陪住期间请您全程正确的佩戴口罩，加强洗手。每日配合护士测量两次体温。⑨我科将会根据疫情及院内要求安排患者床位，请您配合我们的工作，最终解释权归本科室。

（4）护理部组织录制相关音频、视频作为规范化素材提供临床应用。

（五）一旦出现疑似患者，如何做好病区内环境管理及涉疫情医疗废弃物处理，避免传染源扩散？

尽管采取一系列防控措施，但由于新冠肺炎患者诊断过程中核酸检测假阴性率较高，病情隐匿，难免在收治新入院患者过程中有不典型病例被忽略，在后续住院诊治过程中才能得到确诊。为了避免传染源进一步扩散，普通病房务必做好涉疫情医疗废物及环境的管理。

【对策】

（1）护理部与感染管理办公室合作参照国家卫健委及权威学术团体发布的标准，制订适合我院环境管理及涉疫情医疗废弃物处理相关管理规定、工作流程；科室进一步细化、完善各项操作流程，明确责任人及分工；护士长监管、督导护理人员及保洁人员落实各项制度、流程。

（2）确诊 / 疑似新冠肺炎患者病房消毒标准操作规程见图 2-9-2、图 2-9-3。

（3）疫情期间普通病房（无疑似 / 确诊新冠患者）消毒标准操作规程见图 2-9-4。

（4）《关于医疗废物的管理规定》

1）分类收集：各临床科室及实验室应按《医疗废物分类目录》将医疗废物进行分类，并按要求进行分别收集存放，禁止医疗废物混入可回收废物（玻璃瓶、输液瓶 / 袋）中，禁止在非指定场所堆放医疗废物。医疗废物中病原体的培养基，标本和菌种、毒种保存液等高危险废物，应使用压力蒸汽灭菌或者化学消毒处理后按照感染性废物收集处理。所有涉疫情医疗废物要做到专人管理、及时收集、做好记录、分类存放、专车运输、定点处置。严禁和生活垃圾混放。

涉疫情医疗废物是指涉疫情患者在我院诊疗过程中所产生的医疗废物，疫情的确认根据国家相关部门公布信息为准。固体废物应使用双层医疗废弃物包装袋进行包装，喷洒消毒剂后进行密封包装，装入一次性耐压硬质纸箱内并密封，密封后禁止打开，纸箱表面做好标识。感染性医疗废物是指被患者血液、体液、排泄物污染的物品，隔离传染病患者或者疑似传染病患者产生的生活垃圾，病原体的培养基、标本和菌种、毒种保存液，各种废弃的医学标本，使用后的一次性医疗用品及一次性医疗器械，应按照感染性医疗废物处理。

病理性废物是指诊疗过程中产生的人体废弃物和医学实验动物，医学实验动物的组织、病理切片、废弃的人体组织及肢体，应集中收集送至太平间存入冰箱，定时与指定单位交接，焚烧处理。

损伤性废物是指能够刺伤或割伤人体的废弃医用锐器，如：医用针头、解剖刀、备皮刀、手术锯、手术刀等，应放入锐器盒。药

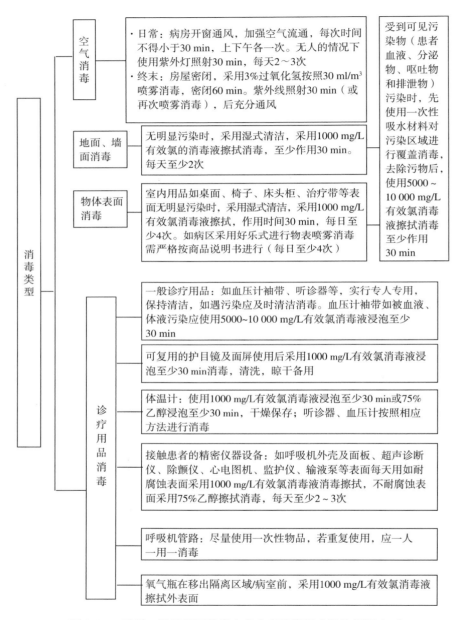

图 2-9-2 确诊 / 疑似新冠肺炎患者病房消毒标准操作规程（1）

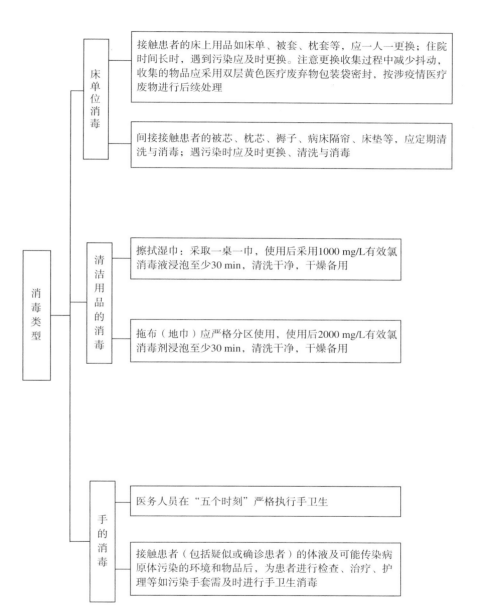

图 2-9-3　确诊 / 疑似新冠肺炎患者病房消毒标准操作规程（2）

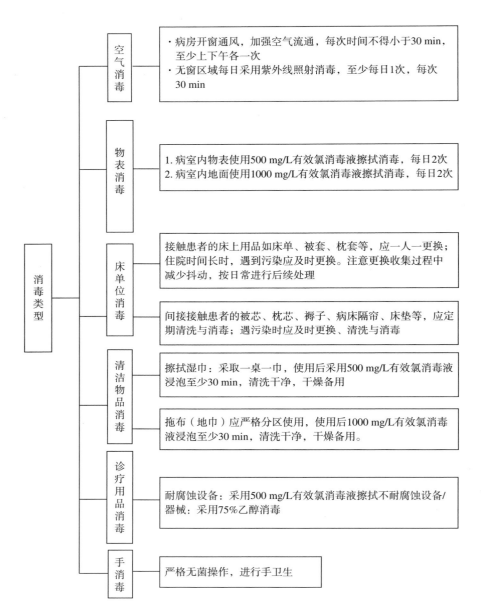

图 2-9-4　疫情期间普通病房（无疑似／确诊新冠患者）消毒标准操作规程

物性废物及化学性废弃物是指如过期淘汰变质或被污染的废弃药品和具有毒性、腐蚀性、易燃性的化学废弃物品，应遵循我院药物性、化学性医疗废物管理规定。

2）包装：医疗废物装入淡黄色有标识的医疗废物专用袋/盒内，并置入带盖的容器内，交接前应按要求进行严密包装，确保包装袋安全、密封、无泄露后，填写出处标签，并贴于封口处。医疗废物装满包装物或者容器的 3/4 时，应使用有效封口方式，使封口紧实、严密，做到固体废物不散落、液体废物不渗漏、气体废物不逸出。

3）交接与转运：医疗废物产生单位应将包装合格的医疗废物放置于指定地点并签署院内交接单，交接单至少保存 5 年。负责转送医疗废物的收集人员在转运医疗废物前应检查包装物或容器的标识、封口和交接单填写是否符合要求，不得转送没有标识、标识不明确或交接单填写不清楚的医疗废物。医疗废物暂存处设专人管理，与院内转运人员每次面对面称重交接并记录；每日与签约资质单位交接本院医疗废物并填写转运登记表，院内登记表、交接登记本、转运登记表均应保留 3 年。涉疫情医疗废物交接、转运时，应明确告知收运单位该批次医疗废物为涉疫情医疗废物。

4）个人防护及管理要求：各科室、实验室的医疗废物暂存点应有专人负责，配备个人必需的安全防护装备（如消毒剂、容器、清理工具），并对暂存点定期进行有效的清洁消毒。各科室、实验室应使用或监督使用合格的医疗废物包装及交接单据。各科室、实验室应定期接受医疗废物分类、收集、运送的监督、检查及个人安全防护、消毒的知识培训。不得私自回收或出售医疗废物。

（5）疑似/确诊新冠肺炎病室终末消毒标准操作规程见图 2-9-5。

（6）新冠肺炎期间诊疗区域环境清洁消毒管理规定

为进一步加强新冠肺炎期间环境清洁消毒管理，根据国家卫生

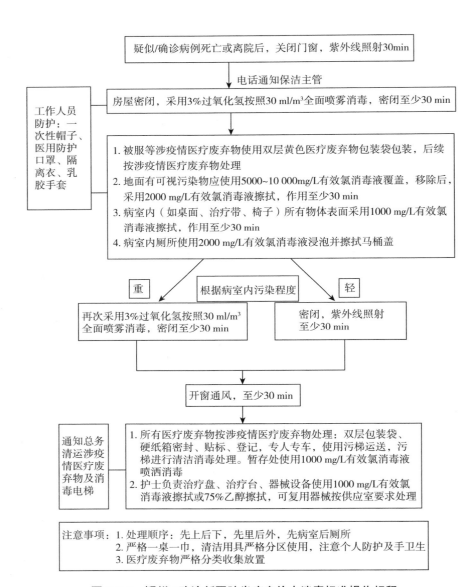

图 2-9-5 疑似 / 确诊新冠肺炎病室终末消毒标准操作规程

和健康委员会印发《新型冠状病毒肺炎防控方案（第四版）》及北京市医院感染管理质量控制和改进中心印发《北京市关于呼吸道传播性疾病（新型冠状病毒感染的肺炎）环境清洁消毒建议（试行）》，结合疫情特点及临床实践，特制订《新冠肺炎期间诊疗区域环境清洁消毒管理规定》。

1）日常清洁消毒：感染疾病科、急诊、呼吸内科、儿科增加环境清洁及消毒（1000 mg/L 含氯消毒剂，30 分钟）频次，每日 4 次以上，并加强通风；人流量大时，增加消毒频次，保持空气消毒机持续开放。

2）随时消毒：在可疑传染源存在时，对可能污染的环境和物品及时进行消毒。在日常消毒的基础上，适当增加通风及空气消毒频次。在有人的情况下，不建议喷洒消毒。患者隔离的场所可采取排风（包括自然通风和机械排风）措施，保持室内空气流通。每日通风 2 ~ 3 次，每次不少于 30 分钟。也可采用循环风空气消毒机进行空气消毒。无人条件下还可用紫外线对空气进行消毒，用紫外线消毒时，可适当延长照射时间到 1 小时以上。医护人员和陪护人员在诊疗、护理工作结束后应洗手并消毒。

3）终末消毒：有疑似新冠状病毒感染患者留观的病室等，患者转出后使用过氧化氢或 1000 mg/L 含氯消毒剂进行全面喷雾（30 min）—常规擦拭清洁消毒（30 min）—再喷雾（30 min）—通风（联系区域保洁主管）。喷雾消毒时应关闭门窗。

4）污染物（患者血液、分泌物、呕吐物和排泄物）：①少量污染物可用一次性吸水材料（如纱布、抹布等）沾取 5000 ~ 10 000 mg/L 的含氯消毒液（或能达到高水平消毒的消毒湿巾 / 干巾）小心移除；②大量污染物应使用含吸水成分的消毒粉或漂白粉完全覆盖，或用一次性吸水材料完全覆盖后用足量的 5000 ~ 10 000 mg/L 的含氯消毒液浇在吸水材料上，作用 30 分钟以上（或能达到高水平消毒的消毒干巾），小心清除干净。清除过程中避免接触污染物，清理的污染物按医疗废物集中处置。

5）地面、墙壁：有肉眼可见污染物时，应先完全清除污染物再消毒。无肉眼可见污染物时，可用 1000 mg/L 的含氯消毒液或喷洒消毒。地面消毒先由外向内喷洒一次，喷药量为 100 ～ 300 ml/m^2，待室内消毒完毕后，再由内向外重复喷洒一次。消毒作用时间应不少于 30 分钟。

6）物体表面：诊疗设施设备表面以及床围栏、床头柜、家具、门把手、家居用品等有肉眼可见污染物时，应先完全清除污染物再消毒。无肉眼可见污染物时，用 1000 mg/L 的含氯消毒剂进行喷洒、擦拭或浸泡消毒，作用 30 分钟后清水擦拭干净。

7）污染的医用织物：污染织物使用专有洗涤流程：设置专用区域及专用洗衣设备同时设专人管理，污染织物预处理先使用 1000 mg/L 含氯消毒剂进行浸泡，洗涤温度提高到 85 ～ 90℃。

8）新风回风口过滤网：使用气化过氧化氢自动消毒机同时消毒或含氯消毒剂浸泡消毒，并达到作用时间，总务处空调组负责清洗、消毒工作。

9）纸质病历：环氧乙烷灭菌。

10）能耐受高水平消毒剂的医疗设备可采用擦拭及喷雾法消毒。

（六）基层护理管理者如何发挥属地化管理职责，做到守土有责、守土担责、守土尽责？

【对策】

（1）特殊时期科室形成每日例会制度，护士长作为主要成员参加例会，并及时与科室各级管理者沟通临床存在的问题，提出解决对策。

（2）针对各类人群实施每日体温监测及健康状况日报，及时了解区域内工作人员身体、心理状态，确保所辖区域内工作人员感染预防到位。

（七）作为大型公立医院，如何适时做好工作调整，在保证安全的前提下承担救死扶伤、治病救人的职责？

在疫情防控过程中还应清晰认识到，不仅被新型冠状病毒感染的患者是"受害者"；因疫情影响不能及时得到诊治的其他病患同样是"受害者"。护士长应具备清晰的思路，顺应疫情发展变化，响应国家号召，在疫情防控的同时协助科室安全、平稳收治需住院治疗患者，不能顾此失彼，避免因疫情导致的次生"灾害"发生。

【对策】

（1）参与科室各时期工作方案的制订、调整。

（2）协助住院总医师共同管理床位，掌握急诊、平诊收治适应证及收治标准。

急诊手术在做好新冠肺炎筛查工作的基础上常规开展，限期手术根据病情及病房床位储备酌情收治，原则上首选本市内、无疑似/确诊病例小区接触史患者，完善术前准备同时隔离观察窗口期过后方可手术。新入院患者安排单间，住院时间超过潜伏期患者可合并至同一病室，床间距大于1米。原则上每个病房至少预留2～3个空余房间为应急调配备用。

（3）护士长时刻警惕，掌握病房内动向，做好启动应急预案的准备。

参考文献

1. 国家卫生健康委办公厅. 关于印发新型冠状病毒肺炎防控方案(第五版)的通知. 2020. (国卫办疾控函〔2020〕156号).

2. 国家卫生健康委办公厅. 关于印发新型冠状病毒感染的肺炎防控中常见医用防护用品使用范围指引（试行）的通知. 2020. (国卫办疾控函〔2020〕80号).

3. 北京市卫生健康委员会. 关于印发北京市新型冠状病毒感染的肺炎医务人员防护指南的通知. 2020.

4. 北京市医院感染管理质量控制和改进中心. 北京市关于呼吸道传播性疾病（新型冠状病毒感染的肺炎）环境清洁消毒建议（试行）. 2020.

5. 国家卫生健康委员会办公厅. 新型冠状病毒肺炎诊疗方案（试行第七版）. 2020.3.3.

6. 陆林，王高华. 全民心理健康实例手册. 北京大学医学出版社，2020：63-68.

7. 徐明川，张悦. 首批抗击新型冠状病毒感染肺炎的临床一线支援护士的心理状况调查. 护理研究，2020：1-3.

8. 林丽红，徐勤容，张丽萍，等．感染科护理人员工作压力源及应对方式与焦虑的关系研究．护理管理杂志，2018，18（4）：282-285.

9. 吴际军，宋娴，陈飞，等．抗击新型冠状病毒肺炎疫情临床一线护士睡眠质量调查及其影响因素．护理研究，2020：1-5.